KB013662

엄마의 공책

엄마의 공책

치매환자와
가족을 위한
기억의 레시피

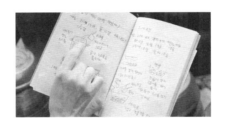

이성희, 유경 지음

궁리
KungRee

저자의 말

시작은 영화였습니다. 아니, 어쩌면 진정한 시작은 우리들의 부모님이었을 겁니다.

30년 넘게 반찬가게를 하면서 아들딸 공부시키고 시집 장가 보낸 어머니가 있습니다. 이제 나이 많아 힘에 부치지만 그래도 자식들한테 짐이 되고 싶지 않아 감당할 수 있을 때까지는 그냥 가게를 지킬 생각입니다. 산과 들에서 나는 것들로 사람들 몸에 좋은 반찬 만드는 게 보람이기도 하고요. 다만 마흔이 넘도록 시간강사를 면하지 못하는 아들이 대학에 제대로 자리만 잡으면 이젠 정말 아무 걱정이 없을 것 같습니다. 그런데 세상에, 치매라니요.

뇌혈관성 치매, 알츠하이머 치매, 파킨슨을 동반한 초기 치매, 경도인지장애… 이미 돌아가셨거나 지금 이 시간에도 돌봐드려야 하는 내 부모님, 우리의 부모님들 생각이 났습니다.

그래서 영화 〈엄마의 공책〉(감독 김성호, 2017)에 등장하는 인물들을 주인공으로 해서 치매를 좀 더 쉽게 이해하고 치매환자와 가족들에게 도움이 되는 이야기를 해보기로 했습니다. 누구나 부담 없이 읽을 수 있도록, 뇌 사진이나 뇌 그림으로 시작하는 어려운 치매 이론서나 자녀들의 극진한 치매 간병일기가 아닌 치매 가이드북을 만들기로 마음먹었습니다.

저희 두 사람은 30년 전 CBS 라디오의 노인대상 프로그램 〈할머니 할아버지 안녕하세요〉 인터뷰 코너에서 노인문제 전문가와 진행 아나운서로 처음 만난 후, 우리나라 최초의 구립(區立) 노인복지관인 송파노인종합복지관에서 관장과 사회복지사로 함께 일한 인연이 있습니다. 흐르는 세월과 함께 서로의 자리도 달라져서 지금은 한국치매가족협회장 겸 노인요양원장과 프리랜서 사회복지사라는 이름으로 각자의 길을 가고 있습니다.

하지만 미술과 시청각교육이라는 전공을 뒤로하고 노인복지 현장에 뛰어들어 30년 세월을 보낸 그 처음 마음은 서로에게 알게 모르게 영향을 주었고, 노인복지 이슈 가운데서도 치매는 오래도록 두 사람을 이어주는 끈이었습니다. 치매를 노망(老妄), 망령(妄靈)으로 부르던 시절, "치매를 아십니까?"라는 제목으로 인식 개선에 나서고 상담전화를 운영하며 치매가족모임을 꾸리기 시작할 때부터 함께였으니까요.

치매는 한 사람, 한 가족이 감당할 수 있는 질병이 아닙니다. 그래서 정부도 치매 부담 없는 행복한 나라를 만들겠다며 '치매국가책임제'를 약속하고 있습니다. 하지만 이 책은 정책과 제도에 대한 설명이나 사회적 서비스의 종류, 치매환자를 돌보는 데 필요한 세부기술을 상세하게 다루고 있지는 않습니다.

중요한 것은 '새로운 치매 패러다임'이라고 생각합니다. 이제 치매는 상식입니다! 누구에게나 찾아올 수 있으니 누구나 기본적인 것은 알아야 합니다. 알면 막상 나의 일이 되었을 때 받아들이기가 조금 덜 어렵습니다. 알면 어려움에 처한 환자와 가족들을 도울 수 있습니다. 알면 치매에 걸린 분들과 함께 살아갈 수 있는 좋은 방법을 찾아낼 수 있습니다.

그래서 우리가 치매를 받아들이는 관점과 마음가짐, 함께 어울려 살아나가기 위해 고민하는 데 필요한 것들을 책에 담으려 노력했습니다. 치매의 발견에서부터 진단, 시간이 흐르면서 나타나는 치매환자의 문제행동, 가족들의 심리, 치매환자를 대하는 방법, 집에서 돌봐드릴 때와 요양시설에 모실 때 알아두어야 할 것들, 아울러 치매를 우리가 어떻게 받아들이고 서로 어울려 살아갈 것인지, 영화 주인공들과 함께 울고 웃으며 하나하나 풀어보았습니다.

모든 장마다 영화 주인공들의 이야기로 시작해 각 주제마다 일곱 가지 항목을 소개하고, 마지막에는 저자 두 사람의 대화를 넣어 실질적인 도움이 되도록 구성했습니다. 한국치매가족협회에서 발간한 치매 관련 안내책자들의 내용을 포함시켰으며, 그동안 저희가 접한 다양한 치매 서적과 자료들에서 드러나게 드러나지 않게 많은 도움을 받았음을 밝힙니다.

오랜 노인복지현장의 경험과 치매 돌봄의 경험을 담은 이 책이, 치매를 앓고 있는 이 땅의 많은 어르신들과 그 가족들 그리고 그들과 어울려 함께 행복하게 살아가기 위해 따뜻한 손을 내미는 분들에게 작지만 유용한 가이드북이 되었으면 좋겠습니다.

'치매'가 아닌 '엄마의 공책'을 제목으로 삼은 것은, 치매라는 '병'이 아닌 '사람'에 초점을 맞추면서 치매든 아니든 노년을 살아가고 있는 분들의 인생에 담긴 신비한 보물을 찾아내 읽으면서 대신 기억해드려야겠다는 생각을 했기 때문입니다.

알츠하이머 치매를 앓고 계시지만 그래도 여전히 맑고 고운 본래의 모습을 간직하고 계시는 89세 어머니, 치매는 아니지만 이제는 더 이상 홀로 살 수 없어 1년 전 노인요양원으로 거처를 옮기신 91세 어머니, 그분들의 삶이 오롯이 담긴 '엄마의 공책'을 읽어나가며 오늘도 노년을 배우고 있는 두 딸이 두 어머니께 이 책을 바칩니다.

2018년 3월

이성희 · 유 경

차례

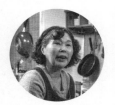

어머니
애란

반찬을 만들어 팔며 억척스럽게 남매를 길렀다. 72세인 지금도 여전히 '현이네' 반찬가게 운영 중. 대학 시간강사를 벗어나지 못하는 아들네와 멀지 않은 곳에 살고 있고, 결혼한 딸이 하나 있다. 성격은 까칠, 계산은 틀리는 법 없이 말 그대로 칼! 남에게 신세지는 것은 천하에 질색인데 그건 자식에게도 마찬가지. 하지만 음식 솜씨 하나만은 둘째가라면 서운하다. 특히 산과 들에서 자연적으로 자라난 걸 하나도 버리지 않고, 사람 입에 들어가 약이 되는 반찬이며 식재료로 만들어내는 장기가 있다.

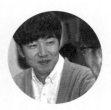

아들
규현

국문학을 전공한 마흔두 살 대학 강사. 반찬가게 하는 어머니의 지청구에다가 과외로 살림을 책임지고 꾸려나가는 아내에게 구박 받는 건 다반사. 이번에 모 대학에 교수 자리가 났다는데, 실력 하나뿐 아무것도 가진 게 없어 막막하기만 하다. 성격이나 부드러우면 좀 좋으련만, 퉁명스럽고 무뚝뚝하다.

시간강사 남편 덕에 두 아이 기르면서 과외에 살림에 눈 코 뜰 새 없다. 남편은 오늘도 교수 자리 알아본다는 핑계로 혼자만 바쁘고, 시어머니께 아이들 맡기고 과외 하러 가느라 나오느니 한숨뿐. 쌀쌀맞아 보일 정도로 똑 부러지는 성격.

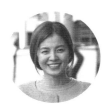

**며느리
수진**

30대 중반인 애란 여사의 딸, 규현의 누이동생, 수진의 시누이. 시집이 넉넉해 생활에는 여유가 있어 보이나, 시댁 사업 돕는다고 분주한 눈치. 가족 대소사나 어머니 수발을 직접 감당하지 못하는 대신 돈은 넉넉히 내놓겠다고 하니 그나마 다행이라면 다행.

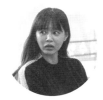

**딸
혜원**

반찬가게에서 함께 일하며 소소한 일상을 나누는 어머니 애란의 동생뻘 친구. 말이 많은 만큼 눈물도 많고, 애란을 '형님'이라 부르며 잘 따른다. 몸집만큼이나 넓은 마음에 서글서글한 여인.

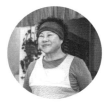

윤자

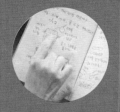

1

우리
엄마가
이상해요!

: 치매의 발견

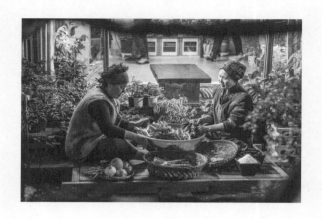

매일같이 들여다보고 하루에도 여러 차례 여닫는 김치항아리며 된장독, 고추장독, 간장독 순서를 제대로 기억 못 한다며 윤자를 야단치던 어머니. 머리가 좋아 세상살이 다 기억하는 사람이라 칭찬 받는 어머니. 그래도 나이 드니까 자꾸 잊어버린다며, 그래서 당신은 요리 재료며 만드는 방법을 하나하나 다 꼼꼼하게 '공책'에 적어둔다는 어머니.

이런 어머니가 가끔씩 약속을 깜빡 잊는 일이 생겨도 연세 많아 그러려니 하고 예사롭게 넘기곤 했다. 그러던 어느 날 볼일이 있다며 춘천까지 운전을 해달라던 어머니는 막상 춘천에 도착해서는 호숫가에 앉아 일어날 생각을 하지 않는다. 영문을 모르는 아들 규현은 참고 참다가 "고작 이러려고 여기까지 오자고 하신 거냐"며 짜증을 내지만, 어머니는 묵묵부답.

평상에 앉아 김치를 담그는 어머니와 윤자. 맨손으로 김치를 버무리던 어머니가 액젓을 얼마나 넣어야 하는지 기억이 안 난다고 하자, 윤자가 형님이 일일이 써놓은 '공책'을 보면 알 거 아니냐고 한다. 잠시 후 물에 불려놓은 당면 건지는 걸 잊어버렸다며 화들짝 놀라 달려가는 윤자를 보며 어머니는 치매가 왔냐며 혀를 차더니 혼잣말을 한다. "공책은 무슨 얼어 죽을 공책이 있다고…."

어느 날인가는 어머니가 단골 채소장수와 물건 값을 줬느니 안 줬느니 언성을 높인다. 세상에 없던 일이다. 그러더니 손녀를 데리고 시장에 가서는 홀린 듯 신발가게 앞에 발을 멈추고는 아무 거리낌 없이 운동화한 켤레를 집어 봉지에 넣는 바람에 파출소까지 가는 일이 벌어진다.

어머니에게 도대체 무슨 일이 생긴 걸까. 어머니 머릿속에서 무슨 일이 일어나고 있는 걸까. 그때 어머니는 왜 춘천에 가자고 하셨을까. 그리고는 또 왜 아무 볼일도 없는 것처럼 호숫가에 하염없이 앉았다 돌아

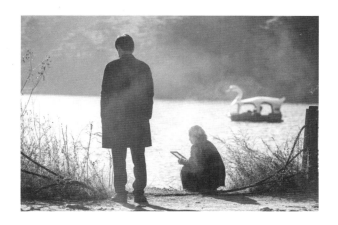

오신 걸까. 어느 날 밤, 냉장고 안에 떡하니 들어 있는 어머니의 양산과 지갑을 본 순간 규현은 가슴이 쿵 내려앉고 만다.

정신을 가다듬은 규현은 어머니와 가장 가까이에서 제일 많은 시간을 함께 보내는 윤자에게 "요즘 어머니가 좀 이상한 거 못 느꼈느냐"고 묻는다. 돌아온 대답은 윤자답게 만사태평이다. "나도 며칠 전에 신발 벗고 택시 탔다니까. 늙으면 다 깜빡거려. 그 나이에 안 그런 사람 있으면 나와 보라 그래!"

거기다 한술 더 떠서 춘천에 왜 갔는지 까맣게 잊어버리고 닭갈비만 먹고 왔다는 어머니 애란에게 윤자는 자기 이야기를 털어놓으며 깔깔 댄다. "머리 말린다고 드라이기 켜놓고 1박 2일 온천 갔다 왔잖아요. 집에 갔더니 뭐가 웅웅, 하는 소리가 들려서 도둑 든 줄 알았다니까. 다행히 불은 안 났는데 아들이 알아가지고 한 달 내내 달달 볶였수."

그러나 치매는 나이 들어서 나타나는 정상적인 '노화현상'이 아니라 뇌세포가 손상되면서 생기는 '병'이다. 물론 개인차가 있고 병의 진행 정도에 따라 다르게 나타나긴 하지만, 치매 역시 무엇보다 조기발견이 중요하다.

하나, 가족이 '무언가 이상하다'고 느끼면 이상한 것이다!

가족 중의 누군가가 '이상하다'고 느끼면 곧바로 긴장하고 세심한 관찰에 들어가야 한다.

외출하기 싫어하고 집에만 틀어박혀 있다, 옷매무새가 예전 같지 않고 흐트러진다, 했던 말을 또 하고 또 한다, 거스름돈 계산이 제대로 안 된다, 옛날 엄마 요리가 아니다, 재활용품 수거 요일을 자꾸 잊어버린다, 항상 같은 옷을 더러운 채로 입고 있거나 목욕하기 싫어한다, 같은 물건을 계속 산다, 냉장고에 상한 음식이 많다, 물건을 도둑맞았다고 한다, 대화가 이어지지 않고 끊어진다….

아들 규현이 어머니가 조금 이상하다고 눈치 채는 순간이 있는데, 윤자처럼 나이 탓이라며 웃어넘기기만 하면 위험하다. 한번 이상하다고 생각하는 바로 그 순간이 중요하다. 이런 순간순간을 무시하며 넘기다보면 치매증세가 눈앞에서 가려져 보이지 않고, 결국 병이 깊어진 다음 뒤늦게 후회하며 큰 혼란에 빠지게 된다. 지금의 치매는 이미 15년 전부터 시작된 것이고, 그에 앞서 25년 전부터 걸음걸이 등을 통해 그 조짐을 알 수 있다는 연구보고도 있다. 짧게 잡아 15년, 지금 나이 60세라면 75세 이후 치매 없는 건강한 삶을 위해 무엇을 해야 하는지 저절로 그 답이 나오게 되는 셈이다.

둘, '최근 기억'에 장애가 생긴다

오래전 일은 비교적 잘 기억하는데, 최근 일을 자주 잊어버린다. 흔히 건망증이 심해졌다고 느끼는데, 건강한 건망증과 치매는 분명 다르다.

냉장고도 아닌 냉동실에서 비닐 랩에 꽁꽁 싸인 휴대폰을 발견했다, 퇴근하고 집에 돌아와 아파트 주차장에 고이 모셔놓은 자동차를 그 다음날 아침 출근시간에 도저히 찾을 수 없어 주차장을 몇 바퀴 돌았다, 거기다가 이웃 사람도 똑같은 처지였는지 주차장 이 모퉁이 저 모퉁이를 돌며 계속 마주쳐서 민망했다, 물건을 어디에 두었는지 몰라 찾느라고 하루에도 몇 번씩 힘을 뺀다, 약속 시간 깜빡하기 일쑤다, 불에 올려놓고 잠깐 다른 일 하다가 태워 먹은 냄비가 도대체 몇 개인지 모르겠다….

"무언가 잊어버리고 나서 '내 탓이오!' 하면 괜찮고 '남의 탓이오!' 하면 치매"라는 말이 있는데, 60세 이후의 건강한 건망증은 당연히 뇌가 정상상태이고 일상의 일부분에서 건망증이 나타난다. 또한 건망증의 빈도가 많더라도 스스로 깨달아 안다는 특징이 있다. 반면 치매로 인한 건망증은 뇌의 질병이기 때문에 일상의 대부분을 지배하게 되며, 판단력 저하와 함께 진행되면서 스스로 깨닫지 못한다는 차이가 있다.

같은 말의 반복, 약속 장소에 나타나지 않는 일의 반복은 초기 치매의 주요 증상이다. 정해진 시간에 먹어야 하는 약을 먹었는지 안 먹었는지, 가스를 제대로 잠갔는지 안 잠갔는지, 선풍기를 껐는지 안 껐는지, 불안하고 자신이 없는데다가 실수를 몇 번한 적이 있어 비정상적일 만큼 확인을 반복하는 일 또한 마찬가지다. 점점 이런 일이 많아지는데도 여전히 나이 탓을 하거나 요즘 너무 바쁘고 생각할 게 많아 뇌에 과부하가 걸려서 그런 거라고 스스로를 위로하고, 서로를 달래주고 있지는 않은지 주의해야한다.

셋, 언어능력이 떨어진다

익숙한 물건 이름이 잘 떠오르지 않고, 사람 이름이 가물가물하다.

기계체조를 전공한 고등학교 체육교사로 고전음악에 조예가 깊고 피아노 연주와 성악에도 일가견이 있었던 어르신은 정년퇴직 후에도 여전히 활기가 넘쳤다. 인라인스케이트 타는 사진을 자랑스럽게 내보이며 새로 도전한 오카리나 연주 이야기로 넘어갈 때는 청춘이 따로 없었다. 그런데 불과 3년을 못 채웠다. 교회 예배시간에 앞에 나가 대표기도를 하는데 말 그대로 중언부언, 했던 말을 또 하고 또 하는 사태가 벌어졌다. '전두엽 언어장애'(전두엽(前頭葉)은 대뇌반구의 앞에 있는 부분으로 기억력, 사고

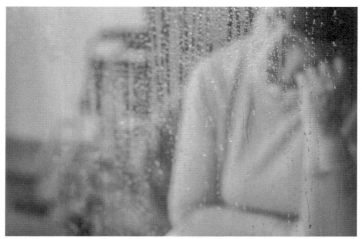
© Shutterstock.com

같은 말의 반복, 약속 장소에 나타나지 않는 일의 반복은
초기 치매의 주요 증상이다. 정해진 시간에 먹어야 하는 약을 먹었는지
안 먹었는지, 가스를 제대로 잠갔는지 안 잠갔는지, 선풍기를 껐는지 안 껐는지,
불안하고 자신이 없는데다가 실수를 몇 번 한 적이 있어 비정상적일 만큼
확인을 반복하는 일 또한 마찬가지다. 점점 이런 일이 많아지는데도
여전히 나이 탓을 하거나 요즘 너무 바쁘고 생각할 게 많아
뇌에 과부하가 걸려서 그런 거라고 스스로를 위로하고,
서로를 달래주고 있지는 않은지 주의해야 한다.

력 등을 주관하고 정보를 조정하며 행동을 조절하는 기관)라는 말을 전해 듣고 찾아뵈었을 때는 이미 말을 잃어버린 상태였다. 아니 잊어버린 것일까. 잊었는지 잃었는지 그 구분조차 의미 없을 만큼 의사소통이 어려웠다. 알아듣기는 하는 것 같았지만, 머리와 가슴속 한가득 하고 싶은 말이 들어차 있는지 무언가 짧은 소리를 내며 당신의 가슴을 답답하다는 듯 쾅쾅 쳐댔다. 답답해 죽겠다는 표정을 담고 잔뜩 찡그린 얼굴은 당장이라도 울음을 터뜨릴 것만 같았다.

컵을 집어달라고 해야 하는데 갑자기 생각이 안 나서 그거, 그거 좀 집어달라고 한다… 매일같이 마주치는 옆집 아이 이름이 떠오르지 않아서 저, 그, 그러니까, 있지, 소리만 자꾸 내뱉는다… 기억력이 남 못지않았는데 이제는 실컷 메모해놓고도 잊어버린다, 거기다가 왜 자꾸 남의 성(姓)은 바꿔 붙이는지 모르겠다….

단어에만 국한되어 있는 것이 아니라 방금 했던 말을 기억하지 못하고 같은 것을 여러 차례 묻기도 한다. 자신의 생각과 감정을 표현하는 일이 점차 줄어들게 되면 주위에서는 원래 표현을 잘 못하는 성격이고 말을 유창하게 할 줄 모른다며 넘어가기 쉬운데, 주의 깊게 관찰해보면 무언가 말로 표현하는 것을 몹시 어려워한다는 것을 알 수 있다. 또한 부정확하거나 의미 없는 말을 반복하는가 하면 이해력이 떨어져 여럿이 나누는 이야기의 흐름과 속도를 따라가지 못한다. 묻는 말을 똑같이 따라하거나 했던 말을 반복하다보니 다음 말로 이어지지 못하고, 따라서 다른 사람과의 대화가 점차 어려워지면서 말이 없어진다.

넷, 지남력의 상실이 나타난다

시간과 장소, 어떤 사건의 원인과 결과, 상황이나 환경을 분별하고 판단해서 바르게 아는 능력인 '지남력(指南力)'이 점차 떨어진다. 지금 날짜와 시간을 아는 능력을 '시간 지남력', 장소가 어디인지 아는 능력을 '장소 지남력', 자신이나 상대방이 누구인지 아는 능력을 '사람 지남력'이라고 한다. 지남력을 유지하는 데는 기억력이 필요하기 때문에, 치매가 진행되면 지남력도 영향을 받는다. 지남력의 상실은 시간, 장소, 사람 순으로 나타난다.

시간 지남력이 떨어지면 연월일이나 시간을 착각하고 중요한 날을 잘 모르거나 잊어버린다. 처음에는 시간 개념부터 없어지다가 차츰 밤과 낮 구분에 혼동이 와서 아직 저녁때가 아닌데도 비가 오려고 날이 어둑어둑해지면 빨리 저녁쌀 씻어야 한다고 서두른다. 밤과 낮 혼동에 이어 계절 감각도 없어지게 되고 그렇기 때문에 여름에 겨울옷을 껴입기도 한다. 그러다가 급기야는 자기 집을 못 찾아 들어오고 집안에서도 안방과 부엌, 화장실을 구분하지 못하는 장소 지남력이 떨어진다.

물론 치매 초기에는 대체로 장소 지남력에는 문제가 없기 때문에 익숙한 곳에서 길을 찾는 일에 전혀 어려움이 없다. 그러나 장소 지남력이 비교적 좋다고 해도, 시공간 능력이 떨어지기 때문에 지하철 환승역에서 자신이 가려고 했던 방향을 찾지 못해 길을 헤매다가 약속시간에 늦거나 헤매다가 결국 포기하고 집으로 돌아오는 일이 생긴다.

다섯, 어떤 일을 계획하거나 생각한 대로 실행하는 데 어려움을 느낀다

60대 초반의 한 여성은 친구들 모임을 마치고 음식점에서 나와 자기 차를 제대로 찾아서 잘 올라탄 후 시동을 건 것까지는 아무 문제가 없었는데, 출발을 하려니 차가 꼼짝도 않더란다. 시동을 껐다 켰다, 여러 차례 반복해도 차는 요지부동. 아무리 살펴봐도 뭐가 잘못 됐는지 몰라서 주차관리인에게 도움을 요청하니 차창을 통해 쓱 훑어보고는 한 마디 툭 핀잔을 주더란다. "사이드 안 풀었잖아요!"

운전을 하루 이틀 한 사람도 아니고 몰고 다닌 지 얼마 안 된 새 차도 아니니 깜빡 잊었으면 얼른 주차브레이크(핸드브레이크 혹은 사이드브레이크)를 풀면 되는데, 이렇게 다시 묻고 말았단다. "네? 그런데… 그거… 어떻게 푸는 건데요?"

머릿속이 하얗게 변했지만 어찌어찌해서 집에는 무사히 도착을 했고, 한참 전 일이지만 그때 일만 생각하면 등에서 식은땀이 흐른다고 했다. 이야기 끝에 식구들한테는 비밀이라며 쑥스러운 웃음과 함께 손가락을 입에 갖다 댔다.

　거의 매일 익숙하게 해오던 일을 정확하게 해내지 못한 전형적인 예이다. 직업활동에서도 마찬가지여서 업무 능률이 떨어지면서 실수하는 일이 잦아진다. 하물며 무언가 돌발상황이라도 벌어지면 문제해결방법을 찾기까지 몹시 힘들어하거나 끝내 해결하지 못하는 경우도 생긴다.

　아무리 사용설명서를 읽고 젊은 사람들에게 다시 또 설명을 들어도 새로운 전자제품이나 가전제품의 조작법을 익히기 어려워 나중에 사용하겠다며 구석에 가만히 모셔두거나 아예 사용을 거부한다. 수행기능(실행기능)의 저하로 볼 수 있다. 심해지면 자신이 작동방법을 잊었다는 것을 미처 알지 못하고 수시로 전화가 고장 났다, TV가 안 나온다, 가스레인지가 안 켜진다며 성화를 부린다.

여섯, 집중력이 줄어들고 계산능력에 문제가 발생한다

집중력이 줄어들면서 마주 앉아 이야기를 나누어도 쉽게 흥미를 잃고 관심이 분산된다. 조금이라도 상황이 복잡해지면 이해를 잘하지 못하며 문제해결방법을 찾지 못하고 무언가 결정 내리기를 어려워한다. 두 가지 이상의 일을 동시에 하게 되면 한 가지를 까맣게 잊어버리거나 실수를 하게 되어 짜증을 내고 심지어는 화를 내기도 한다.

또한 집중력과 관계가 있는 계산능력에도 문제가 생긴다. 70대 초반 여자 어르신은 다른 증상은 전혀 눈에 띄지 않았는데 거스름돈을 제대로 받아오고도 가게 주인이 자신을 속였다고 화를 내고, 반대로 너무 많이 거슬러주었다며 다시 돌려주러 가는 일이 반복되면서 가족들이 알게 되었고 치매진단을 받았다. 치매간이검사에도 100 빼기 7, 93 빼기 7…로 이어지는 순차적 뺄셈이 들어 있는 것을 볼 수 있다.

계산능력뿐만이 아니라 돈에 대해 지나치게 집착하는가 하면 금전관리가 제대로 되지 않는다. 통장이나 인감도장을 잃어버리고 많은 돈을 어디에 사용했는지 모른다. 지갑에 동전이 가득한가 하면 같은 물건을 반복해서 사들인다. 영화 속에서도 어머니가 항상 주인 몰래 그냥 집어왔는지 그래도 가끔은 신발값을 치렀는지 알 수 없지만, 어머니 장롱 안에 남자아이 운동화가 한두 켤레도 아니고 잔뜩 들어 있는 것을 아들 규현이 발견한다.

일곱, 성격이 변한다

본래의 성격이 더욱 강하게 나타나는가 하면 전혀 다른 면이 두드러지기도 한다. 치매가 시작되면 환자 스스로가 무언가 잊어버리지 않으려 노력하는 경우가 많은데, 가족들이나 주위사람들이 지나치게 신경을 쓰면서 다그치면 자신감을 잃어버리고 우울해지기 쉽다. 또한 심리적으로 혼란스럽고 기분이 쉽게 변하면서 작은 일에 화를 내거나 자주 눈물을 흘린다. 판단력 저하로 실수하는 일도 많아진다.

그러나 그동안 아버지로, 어머니로, 또 어른으로 권위를 지니고 있었기 때문에 발병 후에도 일방적으로 상대를 내리누르려 하거나 심하게 고집을 부린다. 한편 무표정해지면서 수동적이 되어가거나 무기력감과 함께 자발성과 적극성이 현저하게 줄어들기도 한다. 의욕이 없어지면서 즐겨 보던 TV나 신문도 보지 않고 하루 종일 멍하니 있고, 주위에서 일어나는 일에 아무런 흥미가 없으며 우울 증세와 함께 항상 몸이 아프다고 하소연을 한다.

게다가 그동안 지니고 있었던 도덕관념이라든가 수치심, 소유개념을 잃어버리는 인격의 변화가 일어나는데, 가족들을 가장 힘들게 하는 것 중 하나이다. 복지관에서 만난 남자 어르신은 더할 수 없이 부드러운 미소에 조용하고 점잖은 분이었다. 그러나 어느 날 상담을 위해 찾아온 며느리는 아버님이 가족들 앞에서 수시로 아랫도리를 드러낸다며 고통과 역겨움을 호소했다. 당황하기는 사회복지사들도 마찬가지. 그러나 아니나 다를까, 며느리가 참다못해 달려오기 얼마 전 복지관 이용 어르신들을 대상으로 인근 병원과 공동으로 실시한 치매검사 결과 치매가 많이 진행된 것으로 밝혀졌다. 영화 속 어머니는 시장 신발가게에서 주인이 뻔히 보고 있는데도 운동화를 자기 것처럼 태연하게 봉투에 집어넣는다. 이렇게 평소라면 상상할 수도 없는 염치없는 행동이나 성적인 행동까지도 스스럼없이 한다. 여기에 더해 비현실적인 생각, 감정조절 불능, 공격성과 불면증상, 배회 등의 정신증상과 행동증상이 나타나면서 치매는 점점 심해지고 돌보기 어려운 상태에 접어들게 된다.

⟨⟨⟨⟩

유 경 '지금의 치매는 15년 전부터 시작된 것이다!', 조기발견의 중요성을 다시 한 번 생각하게 됩니다.

이성희 우리는 너무 늦게 알아요. 영화에서도 아들 규현이 어머니를 모시고 춘천에 가면서 이상하다는 생각을 하게 되는데, 이미 그전에 낌새가 있었을 텐데 대응이 늦은 거죠. 우리는 보통 정신행동증상(behavioral and psychological symptoms of dementia, BPSD), 즉 문제행동이 일어나면 그때 비로소 주의를 기울이기 시작합니다. 보통은 우울증부터 시작되는 경우가 많은데 이때는 '신경과'에 가야 하고, BPSD가 시작되면 '정신과'로 가야 하는 거죠. 그런데 이걸 알기가 쉽지 않아요. 처음부터 무조건 정신과에 가거든요. 정신과 약의 강도가 높아 사람이 늘어지거나 더 심해지는 경우도 있기 때문에 잘 알고 적절한 진료과에 가는 것이 중요합니다.

유　경　이 선생님 어머니의 경우는 어떻게 초기에 알게 되셨
는지 궁금합니다.

이성희　어머니가 매일 화장을 하고 예배당에 가시는 거예요.
평일에도 가방을 딱 들고요. 그래서 이상하다 여기고
병원에 갔더니 치매진단이 나왔어요. 치매 약을 드시
더니 그제야 엉덩이를 붙이고 앉아계시더라고요. 그전
에는 쉬지 않고 돌아다니셨거든요. 나가서는 집을 못
찾아 오시는 거예요. 생각해보면 아파트는 현관문이
다 똑같이 생겼잖아요. 그러니 관리인에게 "나 집 좀 찾
아주시오" 그랬던 거죠. 관리인이 몇 번이고 어머니를
집으로 모시고 온 적이 있었는데, 어느 순간부터 밖에
나가면 집을 잃어버린다고 생각해서 집 안에 꼼짝도
안 하고 인형처럼 앉아계셨지요. 그러다가 아버지 돌
아가시고 허구한 날 초상화 들여다보고 하얀 난을 1년
내내 사다두시더니 우울증이 시작된 거예요. 그게 치
매의 시작이었어요.

유　경　저희 시어머니는 가게에 매일 나가시면서도 살림을 굉
장히 깔끔하게 하셨는데, 언제부턴가 싱크대가 지저분
해지는 거예요. 바쁘셨나보다 생각하면서 닦아내곤 했
는데, 어느 날인가는 싱크대 윗면이 끈적끈적하고 때가

눌어붙어 있더라고요. 예전의 어머니라면 상상도 할 수 없는 일이었지요. 거기다가 늘 사용하는 물컵 속을 보니 더께가 앉았더라고요. 분명히 문제가 있다는 걸 느꼈지요. 결국 어머니는 경증 치매환자에게 적용되는 장기요양 5등급 판정을 받으셨습니다.

이성희 '이상한 것 같아…' 그 한 번의 리스크가 제일 중요한 거예요. 그걸 다 그냥 넘기고는 뒤늦게 할 수 없이 병원으로 가요. 영화에서도 아들은 눈치를 챘는데 어머니와 같이 일하는 분은 자기는 더하다고, 나이 먹으면 다 그런 거라고 하면서 치매 증상이 가까운 사람들의 눈에서 가려지게 되죠.

제가 초기에 어머니의 치매를 알게 된 것은 예배당에서 찬송가를 다 같이 일어나서 부를 때였어요. 그런데 찬송가 페이지를 못 찾으시는 거예요. 제가 찾아서 드리면 받아서 부르기는 하시죠. 순간적으로 뇌의 어딘가가 텅 빈 것처럼 기억이 없어지는 거예요. 자존심 상할까봐 제가 찾아서 드리곤 했는데, 매일 화장하고 아침 일찍 나가신 것은 찬송가 사건 이후의 일이었지요. 한 번의 리스크, 때로는 순간적으로 일어나는 일이라 가족들은 노화현상이라고 아무렇지도 않게 넘기기 쉽지요. 백이면 백, 거의 다 지나쳐버리는데 그러면 절대 안 됩니다. 이렇게 처음에 주의를 기울이면 약이 좀 듣습니다. 이 시기를 지나고 나면 약이 잘 안 듣게 되지요. 저는 한 번 더 강조하겠습니다. '제발 한 번의 리스크를 중히 여겨라!'

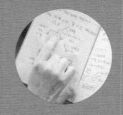

치매라니,
그럴 리 없어요!

: 치매진단과 충격

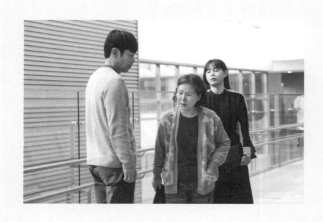

아무래도 심상치 않은 어머니, 규현은 동생 혜원에게 연락을 하고 결국 혜원이 어머니를 모시고 병원을 찾는다. 마지못해 따라나서긴 했지만 어머니는 연신 불평이다. 가게 문까지 닫고 이게 뭐하는 짓이냐, 김치 주문 받은 거 빨리 해놔야 한다, 내가 언제 병원 오고 싶다고 했냐, 검사하다 돈만 깨진다, 병나면 혀 깨물고 죽으면 그만이다.

검사를 마친 의사는 나이 들어서 깜빡깜빡하는 거니까 크게 걱정할 건 없다고, 잘 먹고 잘 자고 규칙적으로 운동하고, 약 잘 챙겨 먹으라는 말뿐이다. 그러나 안도의 숨을 내쉬는 것도 잠시, 돌아오는 차 안에서 약 잘 드시라고 당부하는 자식들에게 어머니는 벌컥 역정을 낸다.

"니들은 왜 그러고 사니, 아들놈은 뭐 좀 하자고 하면 맨날 틱틱거리고, 시댁이랑 애들밖에 모르는 딸년은 엄마 용돈을 한 번 주나 코빼기도 안 보이고. 니들한테 짐 안 될 테니까 나한테 뭐 바랄 생각도 하지 마라.

엄마의 공책

병들고 못 움직이면 요양원도 내가 알아서 갈 테니까."

발끈한 아들이 참지 못하고 마음대로 하시라고 하자, 어머니는 당장 차 세우라고 하고는 혼자 내려 저만치 걸어가 버린다.

그러나 의사가 어머니를 안심시키느라 그랬을 뿐, 진단 결과는 예상대로 치매. 모여 앉은 아들과 며느리, 딸은 눈앞이 캄캄하다. 짬짬이 아이들 맡기는 일이며 반찬이며 앞으로가 걱정이라는 며느리, 그런 올케가 서운한 딸, 아무런 대책 없이 막막한 아들, 모두가 서로를 날카롭게 대하며 신경을 곤두세운다.

가게를 접고 요양보호사와 간병인의 도움을 받아 집에서 모시자, 비용은 딸인 내가 내겠다, 그렇다면 나머지 시간은 함께 사는 며느리더러 하라는 말인데 나도 일하는 처지라 그건 불가능하다, 그렇다면 요양원

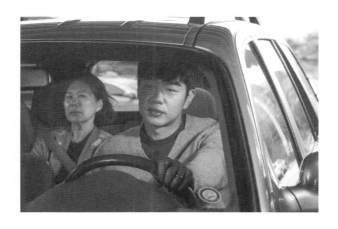

에 모시자는 말이냐, 이도저도 다 필요 없다 아들인 내가 알아서 한다
…

아직 어머니가 거동을 못하는 것도 아닌데 아들이고 딸이고 며느리
고 모두 충격을 받아 당황한 탓에, 언성을 높이고 화를 낸다. 그것도 모
자라 아들은 자리를 박차고 나가버린다.

오래전부터 문제행동을 보여왔기에 조마조마해하며 내심 각오를
단단히 하고 있었다 해도 막상 부모님이, 혹은 배우자가 치매진단을 받
았을 때 아무렇지도 않게 받아들일 사람이 누가 있을까. 나중에는 자식
도 못 알아보고, 자기가 누군지도 모르고, 끝에 가서는 음식 삼키는 것
도 다 잊어버려서 옆에서 도와주지 않으면 먹지 못해 죽어간다는데….
어디서부터 어디까지가 사실이고 우리 부모님이나 배우자는 어느 정도
단계인지 알아보기도 전에, 그동안 TV 드라마나 뉴스에서 본 최악의
상황이 떠오르면서 막막해지고 가슴속이 까맣게 타들어간다. 이때 우
리는 무얼 어떻게 하면 좋을까.

하나, 정확한 진단이 먼저다

치매는 뇌의 병이기 때문에 의사 소견이 나오게 되어 있다. 신경과에 가서 검진을 받아야 하는데, CT(computed tomography, 컴퓨터 단층촬영)나 MRI(magnetic resonance imaging, 자기공명영상)를 찍어보면 알 수 있다. 그런데 의사들은 아주 짧은 시간 동안만 환자를 보기 때문에 그동안 어떤 일들이 있었는지 메모해서 가는 것이 좋다.

치매는 치매를 일으키는 원인에 따라 종류를 나누는데 가장 흔한 것은 알츠하이머병(Alzheimer's disease 치매를 일으키는 가장 흔한 퇴행성 뇌질환으로, 1907년 독일의 정신과 의사 알로이스 알츠하이머 박사에 의해 최초로 보고됨)과 뇌혈관성 치매이고, 그밖에 파킨슨병(Parkinson's disease)으로 오는 치매, 루이체 치매(Lewy body dementia) 등이 있다. 또한 당뇨병이나 갑상선기능 저하, 간 기능 저하로 신체기능이 나빠지면 치매가 오기도 하는데, 모두 합해 치매의 종류는 대략 100가지 정도로 알려져 있다.

뇌 사진을 찍었을 때 알츠하이머는 뇌가 쪼그라들어 있고, 뇌혈관성은 어디가 막히거나 터져서 뇌에 구멍이 숭숭 났다고 흔히들 표현하는데, 뇌혈관성 중에서도 특히 다발성 뇌경색 치매는 형광등이 깜빡거리듯이 그렇게 반복적으로 막히거나 터지기 때문에 평소에는 잘 모른다. 머리가 아프다, 저리다, 쑤신다, 이렇게 증상을 이야기해도 가족들은 평범한 노환이겠거니 하면서 그냥 무심하게 넘기는 일이 많다. 유심히 관찰해야 하는 까닭이 바로 여기에 있다.

그런데 산 넘어 산, 병원 가는 일이 만만찮다. '신경과' '정신건강의학과'라고 하면 무턱대고 거부감을 보이는 분들이 많고, 심지어 자기를 미친 사람 취급한다며 노발대발하는 일도 있다. 그래서 건강검진 한 번 받아보자고 설득해 모시고 가는 경우가 많다.

둘, 병원에 갈 때는 주보호자가 동행하고 두 사람이 같이 가면 좋다

장남이나 다른 아들 혹은 딸이 부모와 동거하고 있으면 함께 사는 자녀가 자연스레 주보호자 역할을 하게 되지만, 요즘은 다 따로 사는데다가 아무리 장남이라 해도 모든 것을 책임지고 나서서 하는 일이 줄어들고 있기 때문에 주보호자 개념도 약해진 것이 사실이다.

이웃 어르신들은 슬하에 2남 1녀를 두었는데 모두 결혼해 분가했고 부부 두 분만 계신다. 2남 1녀의 배우자까지 포함해 여섯 명 모두 바쁘니 부모님의 병원 동행 역시 번갈아가며 맡고 있다.

어느 한 사람만 일방적으로 부담을 지지 않고 책임을 균등하게 나눈다는 장점이 있는 반면, 환자를 중심으로 보면 증상 전달도 제각각에 의사 소견을 알아듣는 정도도 제각각일 수밖에 없다.

특히 시간의 흐름과 함께 병이 깊어지는 치매의 특성상 주보호자가 있으면 아무래도 환자의 정확한 병세를 알 수 있고 대응 방법 또한 체계적으로 익힐 수 있다. 의사 역시 환자와 의사소통이 원활하지 않아 보호자와 이야기를 나누어야 할 때, 번번이 다른 보호자를 대하는 것보다는 지속적으로 같은 사람과 환자의 상태나 치료계획에 대해 의견을 나누는 것이 편리하며 환자에게도 도움이 된다. 그러나 현실적으로 누구 한 사람이 주보호자 역할을 하기 어렵다면 SNS(사회관계망서비스)의 가족 단체 대화방 등을 통해 환자의 상태와 병에 대한 이해, 간호 방법, 환자를 대하는 자세, 다음 번 진료에서 확인하거나 물어볼 사항 등을 구체적으로 공유해야 한다.

또한 치매가 시작된 이후 병원에 갈 때는 가능하면 보호자 두 사람이 함께 가는 것이 좋다. 보호자가 접수를 하거나 약 타러 간 사이에 환자를 잃어버릴 수 있기 때문이다. 가뜩이나 지남력 저하로 환경이 바뀌면 몹시 혼란스러워하는 환자가, 사람이 많고 복잡한 병원에서 미처 보호자를 따라가지 못해 길을 잃거나 혼자서 다른 데로 가버릴 수 있다. 혼자 모시고 갈 수밖에 없다면 절대 환자 혼자 두는 일이 없도록 해야 한다.

셋, 환자도 불안하고 혼란스럽다

가장 많이 받는 질문 중 하나는 '치매환자 본인은 본인의 병을 어느 정도나 알고 있을까, 자신이 좀 이상하다는 것을 스스로 느끼고 있을까' 하는 것이다. 치매는 보통 초기(건망기)-중기(혼란기)-말기(치매기)의 3단계나 초기치매-중고도치매(중기와 말기)의 2단계로 구분한다. 뒤로 갈수록 지적 능력을 포함한 모든 기능이 나빠지면서 식사나 용변도 누군가의 도움 없이 혼자서는 해결할 수 없고 누워서만 지내는 상태에 이르게 되지만, 초기에는 자신의 병에 대한 의식이 있다.

나이 탓이니 안심해도 된다는 의사의 말을 들은 영화 속 어머니도, 차마 말을 꺼내지 못하는 아들에게 자기가 먼저 분명하게 이야기한다. "니들은 내가 바보로 보이냐? 의사가 나 치매라고 하지? 요즘 경로당이나 보건소 가면 치매환자한테 의사가 어떻게 하는지 얘기 다 들어."

그러면서 어머니는 "인생 동동거리며 참 바쁘게 살았네. 그런데 잊어버리고 싶은 건 안 잊히고, 잊어버리면 안 되는 건 다 기억이 안 나니, 죽을 때가 된 거지." 혼잣말인 듯 속을 내보이고, 끝내 홀로 방에 앉아 소리 없이 운다. "지지리 복도 없네. 부모복, 남편복, 자식복도 없더니만… 내가 널 잊으면 안 되는데 어떡하면 좋으니…."

뇌혈관성 치매는 뇌혈관이 터지거나 막혀서 심한 상태에서부터 시작하고, 좋아져서 다 나은 것 같다가도 또 터지면서 단계적으로 나빠진다. 계단식으로 나빠진다고 할 수 있고, 그렇기 때문에 자신이 나빠진다는 것을 안다. 하지만 알츠하이머 치매는 언제부터 시작됐는지도 모르는데, '어머니가 가끔 정신이 깜빡깜빡하더니 갑자기 집을 나가셨다'면서 소동이 벌어진다. 포물선을 그리면서 나빠지기 때문에 환자 본인도, 또한 주위에서도 정상이라고 착각하기 쉽다.

치매의 원인을 떠나 초기에는 스스로가 조금 이상하다고 느끼는 경우가 많은데, 당장 무슨 일이 일어나는 건 아니니까 일단은 회피하게 되고 두려움과 걱정이 앞서는 탓에 애써 무시하고 부인한다. 점차 증세는 진행되는데 병을 받아들이기는 어렵고, 그러니 불안과 혼란이 걷잡을 수 없이 커진다. 영화 속에서 어머니가 자식들한테 '병나면 혀 깨물고 죽으면 그만'이라고 말한 것도 앞이 캄캄해질 정도로 밀어닥치는 두려움과 걱정의 또 다른 표현 아니었을까. 보호자, 간호자로서 대책을 세우는 것도 중요하고 필요한 일이지만 환자의 마음을 읽는 일이 먼저다. 치매환자는 지적인 능력은 날로 떨어지더라도 감정은 끝까지 살아 있다는 것을 명심하면서 말이다.

넷, '건강수첩'이 필요하다

아기를 데리고 예방접종이나 진료를 받으러 소아과에 갈 때 반드시 가지고 가야 하는 것이 '아기수첩'이다. 신생아의 태어난 날짜와 시간, 몸무게, 키, 머리둘레 등을 적어 넣는 것을 시작으로, 병원에 갈 때마다 몸무게나 키 등을 기록해 잘 자라고 있는지 확인할 수 있고 예방주사 기록도 한눈에 살펴볼 수 있는 수첩이다. 요즘은 반려동물을 위한 '애견수첩(반려동물수첩)'도 있어서 동물병원에 갈 때 가지고 다닌다. 이런 수첩은 의사가 기록해서 병원에 보관하는 환자 개인 차트(진료기록부)보다야 물론 간단하지만 그래도 보호자가 진료일을 확인하거나 의사와 이야기를 나눌 때 요긴하게 사용할 수 있다.

아기수첩이나 반려동물수첩과 마찬가지로 치매환자에게도 '건강수첩'이 있어야 한다. 아니, 어쩌면 아기나 반려동물보다 치매환자에게 더 필요하고 유용하지 않을까. 어느 병원 어느 진료과를 막론하고 환자와 보호자가 의사를 만나 진료 받는 시간은 한정되어 있다. 따라서 환자 상태에 대한 기록과 환자의 증상이나 대처방법에 대한 질문을 메모해 가면 의사에게 더 많은 정보와 도움을 얻을 수 있다. 또한 진료 중에 들은 이야기를 일일이 다 기억하기 어려우므로 그 자리에서 메모하면서 듣는 것이 좋다. 의사가 차트에 환자의 상태를 기록하고 다음 번 진료할 때 그 기록을 참고하거나 비교해보듯이 보호자나 환자도 '건강수첩'을 활용하면 편리하다. 특히 치매환자는 일상생활 속의 행동이나 심리 변화에 주목해야 하므로 더욱 유용하다. 병원을 방문하기 전과 병원에

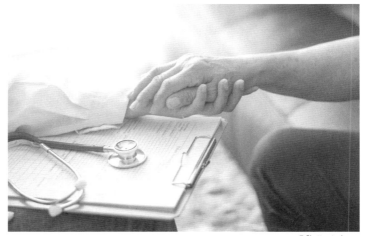

© Shutterstock.com

진단을 통해 치매를 확진 받았다면 혼란과 거부, 부정, 분노,
원망의 마음을 가라앉히고 '단념'의 단계로 빨리 들어가야 한다.
다시 말해 병이 났다는 것을 인정하고, 이제부터라도 병을 제대로 파악해
환자와 함께 앞으로 걸어 나가겠다고 결단하는 수밖에 없다.
병에 걸리지 않았더라면 좋았겠지만 이미 병은 시작되었으니,
최대한 서로의 고통을 줄이면서 지금 해야 할 일을 찾아내는 것이 중요하다.
그러려면 무엇보다 먼저 치매를 받아들여야만 한다.

가서 진료를 받을 때 '건강수첩'을 사용해서 할 일을 정리하면 다음과 같다.

평소에 할 일 행동변화나 약물복용에 따른 상태변화를 본인이나 주보호자, 주간호자가 직접 기록한다. 마지막 진료 이후에 생겨난 궁금증이나 우려되는 사항이 있으면 적어둔다.

병원을 방문하기 전에 할 일 그동안의 기록을 읽어보고 환자의 상태와 증상의 변화, 걱정되고 궁금한 점 등 의사와 상담할 내용을 정리해서 간다.

진료 중에 할 일 우선 궁금한 사항을 이야기한다. 걱정이 되는 문제를 직접 말하거나 기록해둔 수첩을 보여준다. 그리고 이해가 잘 안 되는 내용이 있으면 망설이지 말고 당당하게 질문하면서 담당의사와 충분히 의견을 나눈다. 진료 중에도 메모를 해서 진료가 끝나기 전에 메모한 내용을 다시 훑어보고 제대로 이해했는지 의사에게 확인한다. 이런 과정이 제한된 시간 안에 진료를 효율적으로 받는 데 도움이 되는 것은 물론이고 환자를 보다 잘 이해하고 돌볼 수 있게 만들어준다.

다섯, 인정하고 받아들여야 한다

너무도 명백한 치매증세를 눈앞에서 직접 확인하면서도 애써 부인하며 외면하는 마음, 전문가의 정확한 진단을 받았다 해도 도대체가 믿겨지지 않고 도무지 믿을 수 없는 마음 저 밑바닥에는 '혼란'이 자리 잡고 있다. 혼란 속에서 병을 부정하고 거부하는 것은 어쩜 지극히 당연한 일. 병 자체에 대한 거부감은 병 아닌 사람에게로 향하기도 한다. 병을 앓고 있는 당사자인 치매환자에게 거부감을 드러내며 불친절하게 대하고 돌봄을 '거절'하고 싶은 마음이 강해 때론 환자를 방치하기도 한다. 그러나 언제까지 충격에 사로잡혀 슬퍼하며 부인만 하고 있을 것인가. 언제까지 그동안 열심히 살아온 생이 안타깝고 불쌍하다며 억울해할 것인가. 언제까지 앞으로 일어날 일들이 두렵고 막막하다며 넋 놓고 앉아 있을 것인가. 마지막까지도 자식들 괴롭힌다며 미워하고 원망하는 마음을 언제까지 품고 있을 것인가.

진단을 통해 치매를 확진 받았다면 혼란과 거부, 부정, 분노, 원망의 마음을 가라앉히고 '단념'의 단계로 빨리 들어가야 한다. 다시 말해 병이 났다는 것을 인정하고, 이제부터라도 병을 제대로 파악해 환자와 함께 앞으로 걸어 나가겠다고 결단하는 수밖에 없다. 병에 걸리지 않았더라면 좋았겠지만 이미 병은 시작되었으니, 최대한 서로의 고통을 줄이면서 지금 해야 할 일을 찾아내는 것이 중요하다. 그러려면 무엇보다 먼저 치매를 받아들여야만 한다. 나 자신도 나이 들어가면서 치매로부터 결코 자유롭지 않다는 인식과 함께 유전적으로 부모님의 치매 인자가 내 안에 자리 잡고 있을 확률이 높다는, 싫지만 인정하지 않을 수 없는 현실을 '수용'해야만 한다. 치매가족들이 이처럼 '혼란-거절-단념-수용'에 이르는 과정을 '치매가족의 심리 4단계'라고 한다.

가족들의 인정과 수용 못지않게 환자에게 알릴지 말지 역시 중요한 문제이다. 영화 속 어머니는 자식들이 머뭇거리고 있을 때 당신이 먼저 이야기를 꺼낸다. 환자가 자신의 상태에 대해 걱정하고 불안해할 때 물론 개개인의 성격이나 상황에 따라 다르긴 하지만, 본인이 알고자 원한다면 병의 상태를 알리고 전문의의 정기적인 진료를 통해 약물을 사용할 것이며 최선을 다해 돌봐 드릴 거라 약속하는 편이 나을 수도 있다. 그래야 약 복용이나 병원 진료에 문제가 생기지 않는다. 또한 집안에 안전 손잡이라든가 가스 차단 타이머, 혹은 CCTV 설치 등이 필요할 때 환자가 갖는 거부감을 조금이라도 줄일 수 있다. 아울러 환자의 협조가 있을 때 장기요양등급 판정과정과 요양보호사의 방문 등도 원활하게 진행할 수 있음은 물론이다.

그러나 환자에게 일일이 설명할 수 없을 정도로 치매가 진행되었다면, 곧바로 가족모임을 해서 역할분담을 해야 한다. 이때는 아이들도 함께하도록 한다. 아이들도 환자의 상태를 정확하게 알아야 제대로 대할 수 있고 필요할 때 작은 힘이나마 보탤 수 있다. 그리고 가족끼리 쉬쉬하지 말고 주변에 알린다. 예를 들어, 잠깐 나갔다가 집을 못 찾아 헤매고 있을 때 환자의 상태를 아는 사람이 주위에 있으면 얼른 대응해 위험에서 벗어날 수 있다. '병 자랑은 하여라' 하는 속담대로 다른 사람도 알아야 도움의 손길을 내밀 수 있다. 치매환자와 가족을 위한 제도나 서비스도 주위 사람들의 경험을 듣고 알게 되어 이용하는 경우가 많다.

여섯, 환자는 오늘도 최선을 다해 살아가고 있다

머릿속이 순간적으로 텅 비어버리면서 지금까지와는 다른 사람이 되어간다고 해도 존재 자체가 하찮아지는 것은 아니다. 뇌의 어느 부분이 손상돼 도저히 할 수 없는 것이 있는가 하면, 아직 남아 있는 기능이 분명 있다. 없어지지 않고 남아 있는 기능을 '잔존(殘存)기능'이라고 하는데, 치매환자는 이 잔존기능을 사용해서 오늘을 살아간다. 따라서 환자가 할 수 있는 것을 도와주는 게 아니라 하지 못하는 것을 도와야 한다. 할 수 있는 걸 도와주게 되면 할 수 있는 것까지 못하게 되기 때문이다.

영화 속에서 어머니가 김치를 버무리면서 액젓을 어느 정도 넣어야 하는지 모르겠다고 하는데, 이럴 때는 옆에서 도와야 한다. 지금 이 기능이 멈추었으니 "어머니가 알아서 넣으세요!" 하지 말고, 액젓은 우리가 대신 넣고 어머니가 잘 할 수 있는 버무리는 걸 해달라고 부탁한다. 간이 알맞게 되었다면 모든 공을 어머니께 돌리면서 칭찬을 한다. "역시 어머니 손맛이 최고네요!"

최선을 다해 오늘 이 순간을 살아가고 있는, 살아내고 있는 치매환자. 그 삶의 무게가 결코 만만찮을지라도 버티고 있는 연약한 생명을 귀하게 여기는 것이 우리가 할 일. 치매는 걸리고 싶어서 걸리는 병이 아니며, 뇌혈관이나 뇌세포를 가지고 있는 한 누구나 걸릴 수 있는 병이기 때문이다.

일곱, 집과 요양시설을 이분법으로 나누는 것은 피하자

영화 속에서 어머니 문제를 두고 둘러앉아 이야기를 나누는 자식들. 너나 할 것 없이 갑작스런 사태에 당황하긴 마찬가지다. 대화 중에 '그럼 요양원에 모시자는 말이냐'며 화를 내는 장면이 나온다. 하지만 요양원이 그렇게 나쁘기만 한 곳일까.

65세 이상 10명 중 1명이 치매환자, 그러니 누구도 치매에서 자유로울 수 없다. 그런데도 여전히 노인요양시설과 자식들의 효심을 반대편에 놓고 그 잣대를 들이대며 가족에게 상처를 준다. 노인들의 삶의 질과는 무관하게 돈만을 목적으로 운영하거나, 노인들이 아무 것도 몰라 자기결정권을 행사하지 못하는데다가 자식들은 무관심하니 그것을 이용해 악행을 저지르는 나쁜 사람들도 있다. 개선을 위해서는 제대로 잘 운영하는지 관리감독이 필요하며 가족들의 관심과 개입 또한 필수불가결하다.

하지만 치매하면 곧바로 요양원을 떠올리는 잘못된 등식에서도 벗어나야 한다. 전문가의 도움이 필요하다면 당연히 시설입소를 고민해야 하지만, 처음부터 무턱대고 시설입소만을 유일한 해결책으로 여길 것은 아니다. 방문요양, 방문목욕, 방문간호 등의 사회적 자원을 활용해 지금까지 살아온 익숙한 환경에 머물 때 환자가 안정감을 느끼고 증세의 진행속도를 늦출 수도 있기 때문이다. 그러나 건강과 위생을 포함한 자기관리의 문제, 안전사고의 위험, 돌발상황 발생에 대한 근심 걱정이 환자 본인과 가족을 짓누른다면 시설입소가 또 다른 대안이 될 수 있다.

영화 속 어머니는 요양원에 입소했다가 집으로 돌아와 얼마 정도 생활을 하고, 그러다가 그룹홈(공동생활가정)을 이용하는 것으로 나온다. 실제로는 그룹홈보다는, 주로 노인복지관 안에 있지만 여기저기 다른 곳에서도 많이 볼 수 있는 데이케어센터(day care center, 돌봄이 필요한 노인에게 재활과 건강 증진 서비스를 제공하는 시설. 노인이 24시간 거주하는 생활시설이 아니고 집에 머물면서 정해진 시간에 맞춰 오가는 이용시설)에 가까워 보인다. 다양한 제도와 서비스를 잘 알고 적절하게 활용하면 환자도 보호자도 편하고 행복하다.

뇌출혈로 쓰러진 지 20년이 다 되어가지만 배우자의 극진한 간호로 좋은 상태를 유지하고 있는 80세 남자 어르신. 그러나 무리한 간병으로 배우자 허리에 병이 나고 말았다. 자식들의 도움도 거절하고 방문요양에도 관심이 없던 배우자는 결국 데이케어센터 이용을 택했고, 지금은 모두가 평화로운 상태에 접어들었다. 환자는 집에서 아침식사를 하고 센터에 등원, 물리치료며 다양한 프로그램으로 심심하지 않게 지내면서 점심식사와 저녁식사까지 마치고 귀가. 오가는 건 모두 센터 셔틀버스가 책임지기 때문에, 허리병 환자인 배우자는 집에서 아침식사만 정성껏 준비해서 등원 배웅을 하고는 하루 종일 자신의 건강상태에 맞게 살살 누웠다 일어났다 하며 편안하게 지낼 수 있게 된 것. 아는 것이 힘이고, 정보는 내 것으로 만들 때 제대로 빛을 발한다.

✿

이성희   치매가 시작될 때 본인이 압니다. 불안해하지요. 맨날 기억이 도망가니까 이상하다고 생각하면서 무척 불안해해요. 이 병의 특징이 현재부터 없어지거든요. 현재부터 지우개로 지우는 것처럼 사라지기 때문에 '내가 아이들한테 도움이 되어야 하는데 어쩌나', '나는 앞으로 어떻게 될까', 엄청 불안하지요. 그 불안감을 가족들이 이해하고 도와주고 보충해줘야 합니다. 우리 뇌 속에 모든 기억이 통과하는 기억 항아리가 있는데, 이 항아리가 텅 비어가는 병이 바로 치매라고 비유할 수 있습니다.

유 경   치매전문가이기 때문에 어머니의 치매를 누구보다 일
        찍 발견한 것은 다행이지만, 아무리 그래도 어머니의
        치매와 맞닥뜨렸을 때의 마음은 여느 치매가족들과 다
        르지 않았을 것 같습니다.

이성희   편마비(편측 마비. 한쪽 팔이나 다리 또는 얼굴부분의 근
        력 저하가 나타난 상태)가 와서 5개월 만에 완전히 눕게
        된 아버지와는 또 달랐습니다. 아버지는 명필이셨는데
        글씨가 흐트러졌고 언어장애가 심했지요. 음식은 잘
        드셨는데 문제는 뇌혈관성 치매인 경우 뇌만 마비되는
        것이 아니라 목까지 마비되니까 사레가 잘 들리지요.
        폐렴을 주의해야 해요.

        반면에 알츠하이머성 치매는 행동성이 좋아요. 잘
        다니고 말도 잘 하지요. '저런 사람이 무슨 치매야?' 할
        정도로 얄미운 말도 잘합니다. 저는 뇌혈관성과 알츠
        하이머를 다 경험해보게 됐지요. 어머니가 말씀은 잘
        하시는데 가끔은 장소도 혼동하고 저를 완전히 남인
        줄 아실 때도 있어요. 그럴 때면 '뭔가 모르게 남이 되
        어가는 엄마, 이제 나하고는 자꾸 멀어지는 엄마… 아,
        내가 잘 해드려야겠다…' 그런 생각이 들어요.

유 경   치매 발병 이전과 이후 어머니가 가장 많이 달라진 점
        은 어떤 걸까요?

이성희   어머니는 상당히 강한 성격에 한마디로 '또순이'였어요. 예전에 TV에서 〈동물의 세계〉 같은 것을 볼 때 아무렇지도 않게 보셨는데, 요즘은 몹시 불쌍히 여기기도 하고… 제가 느끼기에는 감정이 아주 예민해지신 것 같습니다. 여성다움도 좀 더 드러나고 다른 사람에 대한 배려심도 커져서, 이것이 어머니 본연의 모습이 아닐까 생각하게 됩니다. 그러니 가족들이 무조건 치매노인을 싫다고 밀어내면서 부정적인 반응만 보일 것이 아니라, 그 안에 보물이 들어 있다는 것을 알았으면 좋겠어요.

유 경   그 보물을 미처 살펴볼 여유도 없고 관심도 없고… 저도 반성이 됩니다.

이성희   제가 현재 운영하는 노인요양원 요양보호사들에게 늘 하는 말이 있어요. '노인들은 각자 자기 배낭을 메고 들어오는 사람들이다. 노인들은 그 배낭을 풀 줄 모르니까 우리들이 풀어야 한다. 그래서 그 속에 뭐가 들었는지, 그분의 남은 보물들을 캐내는 즐거움으로 요양보호사 일을 하자. 월급이 많은 것도 아니고 일도 고되지만 사회적으로도 없으면 안 되는 사람들로 존중받고, 치매환자들한테서도 너 없으면 안 된다는 인정을 받는 그런 일, 그런 사람이 되자!'

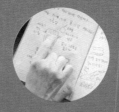

3

우리

어머니

맞나요?

: 치매의 정신행동증상(문제행동)

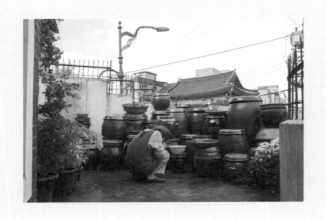

　자식들은 물론이고 어머니도 자신이 치매라는 걸 알게 되었지만 일상은 변함없이 흘러가는 듯 보였다. 그러나 제 볼일로 저마다 바쁜 자식들과 당사자인 어머니는 다를 수밖에. 내색은 하지 않았지만 어머니는 국을 세 가지나 끓여놓는 걸로도 모자라 냉장고에 가득 찬 재료들을 꺼내 죽을 끓이고 범벅을 만들고, 마치 누가 쫓아오는 것처럼 손이 바쁘다. 당신 손이 가지 않으면 안 되는 이 많은 일들을 혹시라도 병이 깊어져 못하게 될까봐 걱정인가보다.

　그때 가게에 들어온 손님이 '집 간장'을 찾는다. 따로 포장해놓은 게 없으니 장독대에 가서 간장을 직접 떠오겠다며 앞치마에 손을 닦으며 마당으로 나가는 어머니. 한참을 기다려도 어머니가 돌아오지 않자 윤자는 손님들에게 미안한 나머지 "장 '담그러' 가셨나 보다!"며 객쩍은 농담을 하고, 손님들은 목을 길게 뺀 채 간장을 기다린다. 그때 계단에서 내려오는 어머니. 바가지에서는 간장이 철철 흘러넘치고 어머니의 걸

　　　　　　　　　　　　　　　　　　　　　　　　엄마의 공책

음은 곧 넘어질 듯 위태롭다. 넋이 빠진 어머니를 보며 윤자가 화들짝 놀라서 간장 바가지를 받으려 하자 어머니는 손도 못 대게 밀치며 화를 낸다. "이거 놔! 내 꺼야!… 니가 옮겨놨니, 간장독? 왜 니 맘대로 해?"

도대체 간장을 뜨러 장독대에 갔던 어머니에게 무슨 일이 일어난 걸까.

치매로 인해 나타나는 정상적이지 않은 생각, 감정, 행동을 통틀어서 '정신행동증상'(BPSD)이라고 한다. 정신심리행동증상, 행동정신증상, 행동심리증상이라고도 하며 주변행동, 문제행동이라고도 한다. 90% 이상의 치매환자에게서 한 가지 이상의 정신행동증상이 나타나는데, 배회, 반복적인 행동, 초조, 안절부절못함, 공격 행동 같은 '행동증상'과 우울, 무감동, 불안, 망상, 환각, 조증(기분이 비정상적으로 고양되면서 생기는 다양한 증상), 의욕 저하 등의 '정신증상', 수면장애, 섭식장애(음식 섭취와 관련된 부적절한 행동과 생각), 비정상적 성적 행동 등이 모두

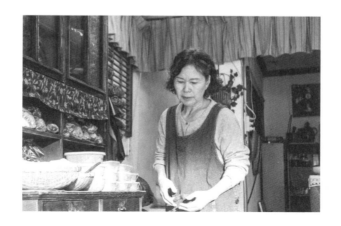

포함된다.

 한 가지 명심할 것은 이 모든 증상이 병으로 인한 것이지 환자가 일부러 누군가를 괴롭히려고 의도적으로 그러는 게 아니라는 점이다. 또한 각각의 증상들이 서로 연관되어 있기 때문에 칼로 자르듯이 구분할 수 없으며, 여러 가지 증상이 한꺼번에 나타날 수도 있지만 환자 모두에게 모든 증상이 반드시 나타나는 것은 아니다. 그리고 정신행동증상이 지나치게 심할 경우에는 전문의를 통해 적절한 약물의 도움을 받는 것이 환자와 보호자 모두의 삶의 질에 큰 영향을 미친다.

 정신행동증상이 치매환자의 가족들을 가장 힘들게 만드는데, 지금까지 알고 있었던 사람이 전혀 다른 사람으로 바뀌었다는 느낌을 받으며 도대체 우리 어머니는 어디로 가셨을까, 내가 알던 우리 아버지가 맞나, 슬프고 막막하고 도저히 받아들이기 어려운 충격의 시간이 이어지기도 한다. 그러나 정신행동증상은 영원히, 돌아가시는 순간까지 지속되는 것은 아니어서 말기로 갈수록 줄어든다. 그래서 정신행동증상이 심한 시기에는 병이 아직 말기, 즉 최후의 상태는 아니라고 여기며 서로 도와 고비를 잘 넘기는 지혜가 필요하다.

엄마의 공책

하나, 우울 · 무감동 · 불안

초기치매환자에게 많이 나타난다. 다시 한 번 강조하지만 치매는 우울증으로 시작되는 경우가 많다. 치매환자는 자신이 불행하다고 느끼며 우울증으로 인해 움츠러들어 말이나 행동, 사고가 느려져 일상생활에 지장이 오고 입맛도 없어진다. 우울증은 치료 가능하므로 노인이 계속 우울하다고 말하고 의욕이 없으며 죽고 싶다는 말을 반복하면 경계경보로 생각해야 한다. 또한 무감동은 즐거움이나 슬픔을 표현하지 못하거나 미처 느끼지 못하는 것. 상대방에 대한 관심이 없어지고 얼굴을 보면 무표정하다. 매사 귀찮아하면서 개인 위생에도 관심이 없다. 원래 무뚝뚝하고 겉으로 드러내는 성격이 아니라고 무심히 넘기거나, 나이 들면 누구나 감정이 무뎌져서 좋은 것도 슬픈 것도 없는 법이라며 나이 탓으로 돌려서는 안 된다. 무감동 역시 치매 경계경보이다. 또 한 가지는 이전에 아무런 문제도 없던 일들인데 걱정이 많아지면서 온갖 것에 대해 불안해한다. 특히 혼자 남겨질까봐 두려워하며 불안증세를 보인다.

나이가 들면서 몸도 마음도 예전 같지 않고 기력은 하루가 다르게 떨어지는데다가 스스로의 힘으로 할 수 있는 일이 줄어든다는 것을 자각하면, 그 누군들 이 상황을 아무렇지도 않게 담담하게 받아들일 수 있을까. 그러니 가장 중요한 것은 '자존심이 상하지 않게' 도와야 한다는 점이다. 그러지 말라고, 그러면 안 된다고 훈계하며 무조건 밖으로 끌어내려 하고 활동을 강요하면 오히려 환자를 위축시키고 마음의 거리를 더 멀어지게 만든다. 세심한 관찰을 통해 환자가 관심 있는 일을 찾아내 편안한 가운데 참여하도록 하고, 무감동으로 인해 활동이 부족해지지 않도록 지속적인 관심을 내보이며 다가간다. 불안의 원인을 알아내 제거하고, 자극이나 갈등상황을 가져오지 않는 마음 편한 이야기를 주로 나누어 안정감을 느끼도록 한다.

둘, 망상

망상은 있을 수 없는 일을 마치 현재 일어나고 있는 것처럼 생각하고 믿는 증상이다. 도둑망상, 피해망상, 질투망상, 버림망상 등이 있다. 이유 없이 주변사람들을 의심하고, 누군가 자신을 해치려 한다, 내 물건을 다 훔쳐갔다고 이야기한다. 영화 속 어머니도 어느 날 한밤중에 아들집 벨을 누른다. 웬일이냐며 놀라는 아들 며느리에게 어머니는 사시나무 떨듯 몸을 떨면서 말한다. "우리 집에 누가 들어왔다 갔어. …집을 다 뒤져놓았어. 통장도 없어지고 집문서도 안 보이고."

　일단 치매환자의 말을 절대 부정하지 말고 모두 받아들인다.

틀렸다고 지적하거나 아니라고 설득하려 들면 불신감이 깊어진다. 함께 문제해결에 나서야 한다. 치매환자는 항상 물건을 감추어두는 장소가 있으므로 평소에 잘 관찰해두고, 중요한 물건은 보이지 않는 곳에 치워둔다. 쓰레기통을 비우기 전에 반드시 다시 확인한다. 환자들이 의심하고 있다 해도 항상 부드럽게 대하고, 환자가 무엇인가를 잃어버렸거나 그것이 없어졌다는 사실을 인정해주고 같이 찾아본다.

지갑을 누군가가 훔쳐갔다고 할 경우, 잘 놔두고도 잊어버렸다는 것을 알지만 찾아서 눈앞에 들이밀지 말고 함께 찾아보자고 하면서 환자의 눈앞에서 지갑을 찾아낸다. 치매환자 자신이 찾아내도록 하면 환자는 안심하면서 자기의 고민을 들어주고 물건을 함께 찾아준 사람에게 믿음이 생긴다.

셋, 배회

영화 속 어머니와 딸 혜원이 모처럼 한 이불 속에 나란히 눕는다. 결혼해 자기 가정을 이룬 딸이 친정에 와서 몇 번이나 자봤을까. 몇 마디 나누지 않아도 모녀간의 정이야 어디로 갈까, 별것도 아닌 어머니 이야기에 딸은 어린아이마냥 깔깔댄다.

그리고 아침. 잠옷 차림의 어머니가 길을 걷다가 멈춰 서서는 여기가 어딘지, 어디로 가야 할지 두려움 속에 굳어 있다. 그때 막 아침밥을 먹으려는 아들집에 전화벨 소리가 울린다. "오빠! 엄마

거기 안 갔어? 일어나봤더니 없어졌어!"

배회는 아무런 목표나 계획 없이 계속 돌아다니는 것을 말한다. 눈 깜짝 할 사이에 집밖으로 나가 길을 잃고 헤매거나 엉뚱한 곳에서 발견되기도 한다. 때로는 끝내 집을 찾아오지 못한 채 사고를 당하거나, 가족들이 아무리 찾아 헤매도 영영 만날 수 없어 모두의 가슴에 지울 수 없는 아픔과 상처로 남고 만다.

언제, 어떤 상황에서, 어디를 주로 배회하는지 관찰해서 '함께 나갔다 오자'고 하거나 '오늘은 늦었으니 자고 일어나서 나중에 가자'고 하면 예방도 가능하다. 배회를 무조건 막기보다는 동행하면서 감정을 상하지 않게 한다. 인적사항 추적이 가능한 등록번호가 적힌 '치매배회팔찌' 착용과 옷에 이름표를 달아둔다. 이름표가 눈에 띄면 자존심이 상해 떼어버리거나 화를 내기도 하므로 눈에 띄지 않는 곳에 부착한다. 가족들 모르게 환자가 밖으로 나가는 일이 생기지 않게 현관문에 종을 달아서 여닫을 때 소리가 나도록 하거나 환자가 열 수 없도록 안전장치를 해둔다. 환자의 최근 사진을 찍어두면 찾을 때 도움이 되며, 배회나 가출 후 찾았을 때는 화를 내지 말고 조용히 집에 데리고 들어온다.

넷, 환각과 환청, 착각

환각에는 실제 없는 사물이나 사람을 있다고 착각하는 환시가 가장 많다. 밤에 어떤 사람이 방에 들어와서 자기를 쳐다봤다거나,

아무것도 없는데 저쪽 구석에 아이가 서 있다고 하는 경우도 있다. 누가 와서 자기와 이야기를 나누고 갔다고도 한다. 심심해서 그냥 혼자 중얼거리는 것인지 보이지 않는 누군가의 소리가 환청으로 들려 대화를 나누는 것인지 주의 깊게 살펴봐야 한다.

환자가 보고 들은 것을 아니라고 부정하거나 다투지 말고, 불안해하면 우선 부드럽게 대하면서 안심시키도록 한다. 환각이 있을 때는 그게 무엇인지 침착하게 가르쳐주거나 직접 만져보게 한다. 자다가 일어나 완전히 잠이 덜 깬 상태에서 주위까지 어두우면 환시가 일어나기 쉬우므로 밤에 잘 때도 방이 너무 어둡지 않도록 불을 켜두면 도움이 된다.

없는데 있다고 느끼는 것이 환각이라면 착각은 있는 것을 잘못 아는 것이다. 치매환자는 지인은 물론 가족도 알아보지 못하는 때가 있는데, 이런 '인물오인(人物誤認)'은 망상 혹은 착각 때문이다.

얕은 물이 흐르는 다리 밑 작은 공원, 아이들을 가만히 쳐다보던 어머니가 개천 한가운데서 양산을 펼치며 놀고 있는 남자아이를 발견하고는 갑자기 소리를 지르며 달려간다. "승현아, 안 돼! 엄마가 갈게. 기다려!" 아이를 부둥켜안고 물가로 나오니 아이는 놀라 발버둥치며 울음을 터뜨리고 아이 엄마도 깜짝 놀라 달려오지만 어머니는 아랑곳하지 않는다. 결국은 또다시 파출소 행. 또한 잠시 머물던 요양원에서도 어머니는 아들 규현과 평소처럼 대

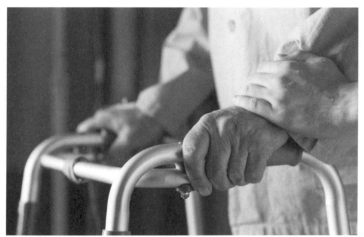

© Shutterstock.com

치매환자들이 몹시 화를 내거나 누군가를 갑자기 공격하고
폭력을 행사하는 일이 있는데, 그 이유를 미루어 짐작할 수 있을 뿐
완전하게 파악하기란 실로 어려운 일이다.
무언가 싫다는 의사표시일 수도 있고 자존심이 상했다는 뜻일 수도 있다.
아니면 예전에 실패했거나 괴로웠던 일이 떠올라서,
혹은 아무도 자기에게 관심이 없거나 할 말이 있는데 말을 못하고,
하고 싶지 않은 일을 자꾸 하라고 해서 그럴 수도 있다.

화를 나누다 순식간에 변해서는 불쑥 묻는다. "근데 아저씨는 누구세요?"

인물오인은 치매노인의 젊은 시절의 가족관계나 체험을 반영하는 경우가 많다. 인물오인을 하면 환자의 이야기를 들으며 공감하고 편안하게 배려해준다. 가족이나 친척들의 사진에 이름을 써서 크게 붙여놓는 것도 좋다.

그런데 어머니는 왜 아이를 보고 자식들 이름도 아니고 손주 '소율'이나 '하늘'이도 아닌, '승현'이라고 불렀을까….

다섯, 폭력·공격적인 행동

요양원에 계시는 치매할머니가 아무도 모르는 사이에 같은 방 다른 할머니를 꼬집어 여기저기 멍이 들었다. 돌보는 사람 모두가 놀라 두 분과 각기 대화를 시도했으나 도대체 왜 그랬는지 알아낼 수 없었다. 꼬집힌 할머니는 평소 남과 한 번도 다투거나 부딪친 일이 없을 만큼 유순한 분이어서 상대를 화나게 했을 것 같지는 않았지만, 치매어르신 두 분 사이의 일을 그 누가 자세히 알 수 있을까. 대책회의 끝에 방을 바꿔 두 분을 따로 지내게 했더니 그 후로 다른 누군가를 꼬집는 일은 더 이상 일어나지 않았다.

지금은 돌아가셨지만 젊어서 운동을 했다는 치매할아버지. 평소 의사소통이 어렵긴 해도 온순한 분이었는데 어느 날 갑자기 무엇에 화가 났는지 소리를 지르며 눈 깜짝할 사이에 옆에 있는 물건을 들어 던졌다. 마주 앉아 있던 분이 다치는 불상사가 일어났고 불행 중 다행으로 치료를 받아 회복은 되었으나, 공격을 가한 할아버지 가족은 요양원 측으로부터 도저히 더 이상 돌보기 어렵다며 퇴소 권유를 받았고 아무 소리 못한 채 받아들여야만 했다. 그 후 돌아가실 때까지 또 다른 요양원 입소와 공격적인 행동, 퇴소로 이어지는 일이 반복되었다.

치매환자들이 몹시 화를 내거나 누군가를 갑자기 공격하고 폭력을 행사하는 일이 있는데, 그 이유를 미루어 짐작할 수 있을 뿐 완전하게 파악하기란 실로 어려운 일이다. 무언가 싫다는 의사표시일 수도 있고 자존심이 상했다는 뜻일 수도 있다. 아니면 예전에 실패했거나 괴로웠던 일이 떠올라서, 혹은 아무도 자기에게 관심이 없거나 할 말이 있는데 말을 못하고, 하고 싶지 않은 일을 자꾸 하라고 해서 그럴 수도 있다.

환자가 난폭한 행동을 하는 이유를 알아내서 이런 일이 일어나지 않도록 미리 주의해야 하는데, 환자를 무시하는 말이나 행동, 무례함이 자존심을 상하게 하고 난폭한 행동으로 이어지는 일이 많다. 또한 무언가 신체적으로 불편함을 느낄 때, 논쟁을 하던 중에, 혹은 갑작스레 낯선 환경에 놓이게 되거나 낯선 사람들을 만나면 치매환자는 상황을 이해하지 못해 불안을 심하게 느끼는데다가 자기의 생각이나 기분을 제대로 표현하지 못하니 공격적이고 난폭한 행동을 보이게 된다.

갑자기 화를 내거나 폭력을 행사하면 겁이 나고 놀라는 건 당연한 일. 그래도 누군가가 공격을 당해 다치면 안 되므로 보호자나 간호자 자신부터 마음을 가라앉힌 후 부드럽고 차분한 억양과 말투로 환자를 안심시킨다. 여럿이 같이 있을 경우에는 조용한 곳으로 자리를 옮기도록 한다. 환자가 화를 내는 것을 충분히 이해한다는 표현을 하면서 온화하게 대해준다. 그러나 시간이 지나 안정이 된 다음이라 해도 왜 그런 행동을 했는지 질문을 해서 그 상황을 상기시키지는 말아야 한다.

치매환자가 어떤 상황에서 스트레스를 받고 특정한 공격 행동을 하는지 관찰하고 알아내서 사전에 주의해야 하는데, 그렇다고 해서 함부로 손발 등을 묶어두어서는 안 된다. 자신을 해치거나 다른 사람에게 위험할 경우 부득이하게 신체억제대와 같은 신체 구속이 필요할 수 있는데, 보호자에게 반드시 사전 동의를 얻은 후 기관이나 시설에서 정한 절차에 따라 꼭 필요한 최소한의 시간만 사용한다.

여섯, 부적절한 행동들

초조, 부적절한 식사행동, 부적절한 배설행동, 부적절한 성적행동 모두를 포함한다.

치매환자의 '초조'는, 애가 타서 마음이 조마조마한 불안 초조보다는 좀 더 넓은 범위를 뜻한다. 증상이 아주 다양하지만 크게 두 가지로 구분할 수 있는데, 우선 신체적으로 부적절한 행동이다. 안절부절못하면서 앉았다 일어났다 왔다갔다 한시도 가만있지 못한다. 어딘가를 자꾸 뒤지면서 같은 행동을 반복한다. 쓸데없어 보이는 물건들을 모아서 이상한 데 숨긴다. 자꾸만 옷을 벗으려 하거나 시도 때도 없이 밖으로 나가려 한다.

혼자이지만 건강하게 잘 사셔서 아무 걱정도 하지 않던 아버지, 한 달에 한두 번 들르는 아들 부부가 어느 날 우연히 싱크대 서랍을 열었는데 빈 과자봉지며 지저분한 비닐봉투가 한 가득 들어 있었다. 화들짝 놀라 다른 서랍도 열어보니 집 안에 있는 서랍이란 서랍은 모두 마찬가지였다.

다른 한 가지는 언어적으로 부적절한 행동이다. 계속 같은 질문을 하거나 트집을 잡는다. 소리를 지르거나 혼자 노래를 부른다. 쉬지 않고 혼잣말을 하거나 구시렁거리거나 신음소리를 낸다. 반복해서 물어보는 것에 대해서는 미리 대답할 것을 정해놓는 것도 한 방법이다.

'부적절한 식사행동'에는 한꺼번에 지나치게 많이 먹는 폭식, 비정상적인 식욕 증가와 감퇴, 식사를 거부하는 거식, 먹어서는 안 되는 것을 계속 먹는 이식증(異食症) 등이 있다. 편안한 마음으로 서두르지 않고 천천히 차분하게 식사할 수 있도록 하고, 재촉하거나 주위를 산만하게 하면 사례(흡인, 음식물이나 침이 기도로 들어가 발작적인 기침을 하는 증상)가 들기 쉬우므로 주의한다.

위험한 물건을 먹지 않도록 항상 신경을 쓰며 치워둔다. 식사를 했는데도 잊어버리고 안 먹었다고 할 때, 조금 전에 드렸다고 금방 먹지 않았냐고 하면 환자는 혼란을 느낀다. 지금 준비 중이니 조금만 기다려달라고 부드럽게 이야기한다.

'부적절한 배설행동'이라고 하면 아마도 많은 사람들이 '벽에 똥칠할 때까지'라는 말을 떠올릴지도 모르겠다. 아니면 대소변을 참지 못하고 싸는 변실금이나 요실금을 생각할 수도 있겠다. 치매환자를 돌볼 때 가장 어려운 일 중 하나인데, 화장실 아닌 곳에 배설을 하거나 배설물을 손으로 만지고 벽에 바르기도 한다. 심지어 배설물을 먹기도 하며 배설물이 묻은 옷을 숨기는 경우도 있다.

지남력 장애로 화장실을 찾지 못하고, 배설물을 스스로 처리하려는 마음으로 손을 대지만 치울 수 없어서 일어나는 일들이다. 자신의 실수를 알고 수치심을 느껴 다른 사람 모르게 얼른 처리하려고 배설물 묻은 옷을 세탁기에 넣고 돌려 다른 빨래랑 뒤범벅이 되기도 한다. 평소 관찰을 통해 환자가 배설행동을 보이면 화장실로 데려간다. 화장실을 알아보고 찾기 쉽도록 커다란 글씨나 밝은 색으로 구별해 표시하고 문을 열어놓는다. 쉽게 벗을 수 있는 옷을 입히고 밤에도 실내등을 켜놓으면 도움이 된다. 배설은 인간의 마지막 자존심이라고 할 정도로 민감한 문제이므로 어떤 상황이 벌어지더라도 화를 내거나 야단치지 않는다. 혼란과 수치심으로 어쩔 줄 몰라 하는 환자를 부드럽게 다독이지 않으면 점점 더 긴장하게 되어 심해질 수 있다. 환자가 일부러 그러는 게 아니고 병 때문에 하는 행동이다.

'부적절한 성적 행동'으로는 사람들 앞에서 옷 벗기, 자위행위, 성기 노출, 자신이나 타인의 성기 만지기, 부적절한 신체접촉 등을 꼽을 수 있다. 뇌의 특정부위 손상으로 인한 것일 수도 있지만 옷이 불편하거나 배설욕구 때문일 수도 있다. 또한 친밀감을 원해서 그럴 수도 있으므로 손을 잡는 등의 신체접촉이 도움이 되기도 한다. 갑자기 성기를 노출하거나 옷을 벗는 등의 이상행동을 할 때는 병으로 인한 것이니 지나치게 당황하거나 민감하게 받아들이지 말고, 조용히 타이르거나 다른 활동에 집중하도록 유도한다. 치매환자가 성적인 관심이 과도하게 많으면 공공장소에 가거나 이성과 접촉하는 것을 막아야 사고를 예방할 수 있다.

일곱, 일몰증후군(석양증후군)

치매환자가 오전에는 괜찮다가 오후에 접어들어 해가 지고 어둑어둑해지기 시작하면 상태가 나빠지는 경향이 있는데, '일몰증후군'이라고 한다. 많은 환자가 해질녘에 더 불안해하고 혼란스러워하며 흥분하거나 망상이 심해진다. 그 원인을 명확하게 알 수는 없지만, 어두워지면 주위가 희미하게 보이니 혼란을 느끼게 되고, 거기다가 낮에 쌓인 피로로 인해 몸과 마음의 기능이 떨어져서 그런 것으로 짐작한다. 오전에 활동을 많이 하고 오후에는 차분하게 쉬면서 안정을 유지하도록 하면 도움이 된다. 해질녘에는 돌보는 사람이 충분한 시간여유를 가지고 환자와 함께 있어주도록 하고, 환자가 좋아하는 소일거리나 TV소리, 잔잔한 음악, 밝은 조명 또한 도움이 된다.

덧붙여, 치매환자의 절반 정도는 불면증이나 야간 배회와 같은 수면장애를 보인다. 깊은 잠을 자지 못하고 자주 깨며 밤낮이 바뀌는 경우가 많다. 가족들이 자는 한밤중에 홀로 깨어 있으면서 문제행동을 일으키기도 하고, 넘어져 다치는 사고가 일어난다. 환자가 밤에 자지 않고 다른 사람을 깨우기 때문에 보호자나 간호자는 수면부족으로 고통을 받고 따라서 돌봄 부담이 커지게 된다. 낮의 적당한 활동, 적절한 수면환경, 약물 등의 도움을 받을 수 있다.

＜＜＜

이성희　　어느 날 갑자기 우리 어머니 옷이 다 없어졌어요! 보이는 것만 내 옷이지 장롱 안에 있어서 눈앞에 보이지 않는 건 내 옷이 아니니까, 다 없어진 셈이죠. 옷이 없어졌다고 난리를 치고 간병인이 가져갔다고 화를 내시는 거예요.

유 경 옷은 장롱에 보관하니 내 옷도 그 안에 들어 있을 거라는 판단이나 추리가 안 되시는 거죠.

이성희 맞아요. 속옷 정리도 아주 깔끔하게 해놓고 사셨던 분인데, 뭐가 뭔지 몰라 뒤범벅을 해놓고는 맨날 속옷이 없다는 거예요. 살펴보면 다른 데 넣으셨고요. 그러고 서는 당신은 제대로 잘 넣었는데 없어졌다는 거죠. "엄마, 잘 두셨어요. 내가 찾아볼게요" 하면 가만 지켜보시다가는 "…응, 거기 있었냐?"의 반복이에요.

그래서 정리를 환자에게 맡기지 말고 보호자가 일단 정리를 해서 필요한 것만 놔두는 게 좋아요. 익숙한 물건이라고 해서 전부 늘어놓으면 엉망이 됩니다. 뭐든지 간단하게, 예를 들어 양말 색깔도 네다섯 가지 정도로 하고 거기에 라벨작업을 해놓으면 좋아요. 주변 환경을 단순하게 만들어야 합니다.

유 경 집에서 안정적으로 환자를 잘 돌보던 가족들도 정신행동증상, 즉 문제행동이 심해지면 견디지 못하고 결국 요양원 입소를 선택하게 되는 경우가 많은 것 같습니다. 전문의의 도움을 받아 약물을 적절하게 사용하는 것에 지나친 거부감을 가질 필요는 없겠지요.

이성희 물론 약물의 도움도 필요하지만 약물에만 의존해서는 안 되고, 문제행동이 심해지는 상황을 최대한 피해야겠지요. 요양원에서 보면 대부분 입소 처음에 증세가 심하게 나타납니다. 그만큼 요양원 입소라는 환경의 변화가 환자 본인에게도 무척 힘들고 스트레스 상황인 거지요. 아무리 친절하고 부드럽게 돌봐드린다 해도 치매환자에게는 낯선 장소, 낯선 사람들이니 얼마나 무섭고 외롭고 불안하겠어요. 그래서 집에서 쓰던 이불이나 손때 묻은 물건들을 곁에 두도록 하고, 최대한 안정을 찾도록 돌봐드리려고 하지요.

유 경 90세 시아버지가 폐렴으로 입원하신 적이 있는데, 자주 헛것을 보고 헛소리를 심하게 하면서 한밤중에도 주무시지 않고 수액주사를 맘대로 빼서 소란이 벌어지곤 했습니다. '치매'가 시작된 것은 아닌가 걱정이 돼서, 정신건강의학과 전문의의 진료를 받아보니 노인환자에게 흔히 나타나는 '섬망'이라고 하더군요.

이성희 노인환자의 섬망은 대부분 큰 수술이나 마취 후, 혹은 감염질환 등에서 많이 나타나는데 환시, 환각, 잠을 안 자고 소리를 지르거나, 안절부절못하고, 주사기를 빼기도 합니다. 특히 야간에 심해지기 때문에 노인을 간호할 때 밤에는 가능한 한 가족이 함께 있는 게 좋고, 병실의 불을 완전히 끄지 말고 부분조명을 켜두면 환자가 착각을 덜하게 됩니다. 섬망은 환자의 상태가 좋아지면서 서서히 사라지는데, 이 점이 치매의 정신행동 증상과는 차이가 있는 것이죠.

유 경   의사는 섬망이니까 차츰 좋아질 거라고 안심하라고 했지만, 눈에 보이는 증상이 치매와 똑같아서 크게 놀란 시어머니가 앞으로 집에서는 도저히 돌볼 자신 없다고 서둘러 요양병원을 알아보라고 하시는 바람에 자식들 모두가 몹시 힘들었던 기억이 있습니다.

그런데 몸이 회복되고 익숙한 사람과 익숙한 환경에 있게 되면 좋아질 거라는 의사의 말대로, 시아버지는 퇴원 후 집에 도착하자마자 늘 앉아계시던 소파에 큰대자로 누워 오랜만에 숙면을 취하시더라고요. 그러면서 하루하루 환시도 줄어들더니 나중에는 완전히 사라졌습니다. 시아버지의 병환과 입원 뒷바라지가 제게는 치매의 정신행동증상과 섬망의 차이를 확인할 수 있는 계기가 되었고, 뿐만 아니라 병에 따른 여러 증상에 대한 기본상식이나 정보의 중요성을 다시 한 번 깨닫는 좋은 기회였습니다.

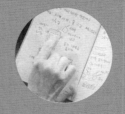

4

치매환자를
어떻게 대하면
좋을까요?

: 치매환자의 마음 읽기

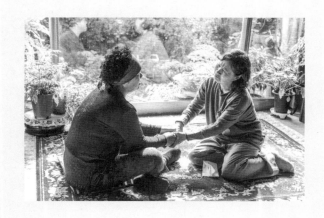

"이게 무슨 날벼락 같은 소리야. 우리 형님처럼 똑 부러지는 사람이 왜 치매에 걸렸대."

"…"

"형님 참 힘들게 살았는데… 아버지 일찍 죽고… 먼 곳으로 시집와서 고생은 또 얼마나 했게. 평생 고생만 하더니 이게 무슨 일이냐고."

"…"

"아이고, 우리 형님 불쌍해서 어쩌나…."

규현에게서 어머니가 치매라는 소식을 전해들은 윤자. 울음을 터뜨릴 것만 같은 윤자 옆에서 규현은 아무런 말도 하지 못한 채 어머니의 불 꺼진 반찬가게를 묵묵히 쳐다볼 뿐이다.

아무리 약을 꾸준히 먹는다 해도 병의 진행을 조금 늦출 수 있을 뿐, 시간의 흐름과 함께 점점 나빠질 것은 불을 보듯 명확하니 가족들의 얼

엄마의 공책

굴에는 근심이 가득하고 가슴은 돌이 얹힌 듯 무겁다. 아들은 아들대로, 딸은 딸대로, 또 며느리는 며느리대로 생각이 수천수만 갈래로 뻗어나가고 도대체 무엇부터 어떻게 해야 할지 종잡을 수 없다. 우왕좌왕 정신이 없고 혼란스러운 가운데서도 단 한 가지, '어머니를 더 이상 혼자 계시게 할 수는 없다'는 데에는 모두의 의견이 일치한다.

어머니 집에 딸린 가게를 정리하면서 이참에 아예 집까지 팔아 처분하려는 아들. 그러나 아무리 치매진단을 받았다 한들 호락호락 넘어갈 어머니가 아니다.

"못돼 처먹은 것들! 니들이 뭔데 가게를 정리해? 니들이 뭔데? … 그 가게로 니들 가르쳤어. 너 장가보내고 혜원이 시집보내고 다 했어! 가게가 내 집이고 직장이야. 그걸 니들이 뭔데 건드려?… 내 집 놔두고 니들한테 신세 안 져! 그러니까 참견들 하지 말아!"

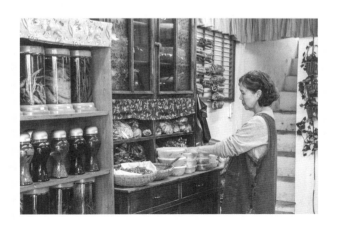

아주 오랫동안 진행되어 오다가 이제 드디어 겉으로 드러나게 된 치매, 하지만 치매진단을 받았다고 해서 하루아침에 하던 일을 못 하고 생각이 멈춰버리는 것은 아니다. 흔히 치매노인은 아무것도 생각하지 못하고 아무것도 느끼지 못한다고 여기기 쉽지만 절대 그렇지 않다. 설사 사람들 앞에서 배변실수를 할 정도라 해도 자존심이나 수치심까지 다 사라졌다고 섣불리 판단해서는 안 된다. 지적인 능력은 이전보다 점점 못해지더라도 감정은 끝까지 남아 있기 때문이다. 따라서 치매노인의 감정, 마음을 읽는 것이 무엇보다 중요하다.

하나, 우울과 '감정실금'이 생긴다

치매는 우울증으로 시작되는 경우가 많지만, 또 다른 측면에서 보면 치매환자이기 때문에 우울해질 수 있다. 내 안에서 무엇인가가 빠져나가고 사라져가는 것 같아 가뜩이나 불안한데 일상생활 속에서 무언가 자꾸 잊어버리고 실수를 하게 되면 우울해질 수밖에 없다. 또한 치매진단을 받은 후 약을 복용하고 있다 해도, 이것이 완치나 회복을 위한 게 아니라 현재의 상태를 최대한 유지하기 위한 것이라니 막막하고 앞으로 어떻게 될지 두렵기도 하다. 그러니 또 우울하다.

치매환자는 심리적으로 혼란스럽고 기분이 쉽게 변하기 때문에 건강한 사람에게는 아무것도 아닌 작은 일에도 화를 내거나 눈물을 흘린다. 감정조절을 잘 하지 못해서 나타나는 '감정실금(感情失禁)'이다. 예전 같으면 그저 서운한 정도로 넘어갔을 일도 불같이 화를 내거나 서러워서 못 살겠다며 눈물 바람을 한다. 주위에서는 나이 들면서 점점 성질이 괴팍해진다며 속으로 흉을 보거나, 늙으면 아이가 된다더니 괜한 응석에 자식들의 관심을 원하는 어리광 정도로 여기는 경우가 많다.

둘, 자신을 정당화시키며 고집을 부린다

치매노인은 판단력 저하로 실수하는 일이 많지만 자신이 잘못한 것을 인정하지 않으려 한다. 둘러대기도 하고 질문을 하면 엉뚱한 대답을 하거나 소리가 잘 안 들리는 척하며 시간을 끌기도 한다. 여기에 고집까지 세어지니 감당하기 어려울 수밖에. 어른으로서 대접 받고 좌지우지하던 습관이 남아 있어 상대방을 거부하거나 일방적으로 내리누르려 한다. 본래 가지고 있던 성격이 치매가 진행되면서 더욱 강하게 나타날 수도 있고, 본래의 성격은 그렇지 않았으나 병의 진행과 함께 다른 사람을 전혀 개의치 않게 되는 수도 있다. 이 모두가 병으로 인한 것이니 치매노인과 말다툼을 하거나 감정적으로 대립하지 않도록 한다.

영화 속 어머니도 자신의 병을 알고 나서 자식들과 터놓고 의논하기는커녕 절대 너희들 신세 안 질 거니 걱정 마라, 내 일은 내가 알아서 한다, 시끄럽게 수선 떨 거 없다며 누구의 말도 들으려 하지 않는다.

셋, 환경변화에 적응이 어렵다

치매노인은 자신이 즐겨 쓰던 물건이나 익숙한 장소, 믿을 수 있는 사람에게 의존하는 마음이 보통 사람보다 훨씬 강하게 나타나는 경향이 있다. 그러니 안전하고 안정적인 환경이 필요하며, 치매노인 주변의 환경에 가능하면 변화가 일어나지 않도록 주의하고 피치 못할 상황이라면 신중하게 결정해야 한다.

연탄가스 중독으로 인해 다섯 살 배기 치매환자가 된 남편이, 혹시라도 집을 잃어버리거나 익숙했던 집안환경의 변화로 인해 치매가 심해질까봐 돌아가실 때까지 이사를 가지 않고 버틴 배우자도 있었다. 치매환자는 이사나 병원 입원, 요양시설 입소뿐만이 아니라 방이나 침대를 옮길 때에도 불안해하고 우울반응을 보일 수 있다.

영화 속에서도 요양원에 도착한 날 어머니는 말 한 마디 없이 초점 없는 눈으로 요양보호사를 바라보고, 아들에게도 아저씨라고 하면서 제대로 알아보지 못하는데 환경이 급작스레 달라진 데서 온 충격과 혼란으로 치매증세가 심해졌다고 할 수 있다.

넷, 잘 알아듣지 못하며 자신의 상태를 제대로 설명할 수 없다

치매노인은 청력이 약한 경우가 많기 때문에 조금이라도 더 잘 들리는 쪽이나 가까운 거리에서 이야기하면 좋다. 기억력, 판단력, 집중력 또한 저하되어 잘 알아듣지 못하고 이해력도 떨어지므로 한 번에 한 가지씩만 간결하게 이야기한다.

한꺼번에 여러 가지 이야기를 하면 못 알아듣는다. '밥은 전기밥솥에 있고, 국은 냄비에 있으니 데우면 되고, 반찬은 냉장고 안에서 김치랑 이것저것 꺼내서 드시라'고 하면 '알았다'고 대답은 하지만 이야기를 이해하지 못해서 하루 종일 굶기도 한다. 중간에

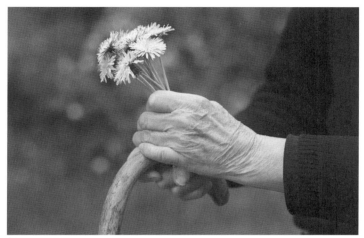

© Shutterstock.com

그러니 비록 어린아이들 표현대로 '생각주머니'가 깨졌다 해도,
인간으로서의 존엄성이 유지되도록 도우며 돌봐야 한다.
어느 누구도 예외일 수 없는 병 앞에서 존재를 받아들이고 인정하면서
모두가 최선을 다해 돌봄으로써, 치매환자가 마지막까지 안심하고
안전하게 살아갈 수 있도록 해야 한다.
우리의 미래가 그 안에 있기 때문이다.

못 알아들은 내용이 있었거나 듣는 사이에 앞의 이야기를 잊어버렸을 수도 있다. 해놓은 밥도 못 차려 먹느냐고, 밥 차리기 귀찮아서 아예 안 먹었을 거라며 지레 짐작하고 비난해서는 안 된다.

그리고 이야기할 때에는 말로만이 아니라 손을 잡거나, 미소를 띠고, 등을 부드럽게 쓰다듬는 등 비언어적인 의사소통도 함께하도록 한다. 환자는 침대나 바닥에 앉아 있고 가족이나 간호자는 서서 이야기를 할 경우 잘 안 들리는 것은 물론, 환자가 올려다보게 되면서 아랫사람이 된 기분 혹은 야단맞는 것같이 느낄 수 있으므로 눈높이를 맞춰야 한다. 그러려면 자연스레 무릎을 꿇는 자세가 될 수밖에 없다.

또한 치매노인은 자신이 원하는 것이나 자기 생각, 지금의 상태, 기분, 느낌을 제대로 표현하거나 잘 설명하지 못한다. 열이 난다든가 해서 겉으로 드러나면 알아차리기 쉽지만, 그렇지 않을 때는 자각증세를 제대로 이야기하지 못하니 병이 많이 진행된 다음에 알게 되기도 한다. 그럴 경우 급격히 악화돼 위험해질 수 있으므로 평소 세심한 관찰이 필요하다.

말과 행동이 다를 수 있고 매사에 반응이 느려지므로 주위사람들이 속도를 늦춰서 맞추어야 한다. 이야기를 듣는 능력만이 아니라 듣고 생각해서 대답하는 일도 시간이 걸리므로 재촉은 금물. 다그치면 스트레스를 받을 뿐 아니라 걸음이나 행동을 재촉하다보면 사고의 위험이 높아진다. 혼란 속에서 무언가를 끄집어

내려 애쓰고 있는데, 거기에 대고 빠르게 밀어붙이고 재촉하면 치매환자는 짜증이나 화를 낼 수밖에 없다.

다섯, 모든 문제행동에는 나름의 이유가 있다

치매노인의 문제행동에는 반드시 이유가 있기 때문에 그 마음을 있는 그대로 받아들이는 것이 우선이다. 영화 속에서 어머니는 남자아이 운동화 여러 켤레를 장롱 속에 모아놓는다. 또한 어느 날인가는 물가에서 놀고 있는 아이를 발견하고는 누군가의 이름을 부르며 허둥지둥 달려가 부둥켜안고 나온다. 다른 사람 눈에는 이상하게 보이고 결코 이해가 가지 않는 행동이지만 어머니 자신에게는 절실한 이유가 있다.

집에 가야 한다며 자꾸만 밖으로 나가려 하는 치매노인에게 여기가 집인데 도대체 어디를 간다는 거냐, 이제 그만 좀 하라고 야단치거나 큰소리를 내기보다는, '저녁 먹을 시간이 다 됐네요. 제가 차려드릴 테니 식사부터 하고 가세요' 하면 이야기하는 동안 나가려고 하던 것을 잊어버리기도 한다. 이때 중요한 것은 치매환자의 주의를 다른 데로 돌리는 것도 있지만 나가려고 하는 치매노인의 마음을 그대로 받아들이려는 기본 마음가짐이다.

여섯, 스스로 할 수 있는 것도 있다

치매의 말기단계에 이르면 음식 섭취는 물론 사람도 알아보지 못하고, 대소변도 가릴 수 없고, 휠체어를 사용해야만 하거나 침대에 누운 채 생활하게 된다. 이렇게 완전한 의존상태가 되기 전까지는 스스로 할 수 있는 일들이 분명히 있다. 할 수 있는 것은 스스로 할 수 있도록 도와주면 최대한 기능이 유지될 뿐만 아니라, 환자의 자존심도 지켜줄 수 있고 가족이나 간호자의 부담도 줄어든다.

영화 속에서 아들 규현이가 고민 끝에 어머니를 1년이라도 모시고 살면서 반찬가게를 직접 해보겠다고 결심하고는 요양원에서 집으로 모셔온다. 분명히 치매가 진행 중이지만 어머니는 아들에게 재료를 일일이 설명하고 반찬 만드는 시범을 보이며 예전처럼 목소리 높여 야단도 친다. 그런 어머니를 보며 아들은 피식 웃는다. "이제야 엄마 같네. '버럭' 해야 우리 엄마지!"

스스로 할 수 있도록 하기 위한 방법 중 하나는 규칙적인 생활이다. 기상, 세면, 식사, 약, 배변과 배뇨, 운동, 간식, 취침 등 일과표를 만들어 일상생활의 리듬을 잘 유지하게 돕는다. 그러나 아무리 평범한 일상일지라도 환자에게 무리가 되거나 부담이 가서는 안 되므로 우선 치매증상을 세심하게 파악한 후 환자의 특성에 맞는 일과표를 만들도록 한다.

일곱, 치매환자도 감정을 가진 인격체다

우리의 생각을 주관하고 행동을 명령하는 뇌에 병이 생겼다 해서 하찮은 사람이 되거나 불필요한 존재가 되어버리는 것은 아니다. 병에 걸린 것일 뿐! 그 병이 환자 자신의 인격까지 변화시키고 가족의 삶을 송두리째 흔들어놓지만 존재는 존재 자체로 존중받아 마땅하다. 물론 가족이나 주위사람들은 억울할 수 있다. 자기 잘못은 다 잊어버린 채 지금 당장의 표정이나 말투에 서운해하고 노여워한다. 기억은 사라지고 감정만, 그것도 자기가 지금껏 해왔고 지금 내보이는 모든 문제는 잊고 당장 느껴지는 상대의 기분에만 반응한다. 그것도 다른 사람의 처지나 상황을 헤아리는 게 아니라 자기 내키는 대로다. 그러나 아픈 것을 어쩌겠는가.

그러니 비록 어린아이들 표현대로 '생각주머니'가 깨졌다 해도, 인간으로서의 존엄성이 유지되도록 도우며 돌봐야 한다. 어느 누구도 예외일 수 없는 병 앞에서 존재를 받아들이고 인정하면서 모두가 최선을 다해 돌봄으로써, 치매환자가 마지막까지 안심하고 안전하게 살아갈 수 있도록 해야 한다. 우리의 미래가 그 안에 있기 때문이다.

유 경 　나이가 들고 병까지 났으니 감정도 좀 무뎌지겠거니 하는 게 보통의 생각인데, 치매어르신들께 오히려 더 진한 감정이 남아 있거나 밖으로 터져 나오는 것을 경험한 적이 많으시지요.

이성희 멀리 갈 것도 없이 제 부모님 이야기를 해보지요. 친정 아버지가 편마비에 언어장애로 뇌혈관성치매진단을 받고 퇴원을 하셔야 했는데 어머니가 집에서는 못 모신다는 거예요. 간호사도 없고, 목욕은 어떻게 하며, 문턱도 있는데, 어떻게 하냐는 거죠. 틀린 말은 아니어서 하는 수 없이 퇴원하자마자 요양원으로 가셨지요. 말씀을 못 하시는 분이 '네가 나를 여기로 데리고 왔구나' 하는 듯, 눈초리가 그렇게 싸늘할 수가 없었어요.

물론 어머니가 매일매일 아버지를 만나러 오시기는 했지만 아버지가 어찌나 안되셨는지 하루는 제가 차에 모시고 어머니께 따로 연락하지 않고 마치 습격하듯이 집으로 쳐들어갔어요. 문을 열었는데 글쎄 어머니가 계단에서 넘어져서 안경하고 눈이 부딪히는 바람에 눈에는 시퍼렇게 멍이 들어서 깜깜한 집안에 혼자 계시는데, 정말….

두 분이 너무 서럽게 우시는 거예요. 제가 그런 모습을 봤기 때문에 어머니는 내가 할 수 있는 만큼 집에서 모셔야겠다고 결심을 했지요. 병원에서 그토록 심했던 시아버지의 섬망 증세가 집에 돌아와서는 완전히 회복됐다고 했었지요. 암 수술 후 섬망이 심했던 저희 어머니도 집에 와서는 밥상 앞에서 어찌나 예쁘게 기도를 하시는지, 문제행동은 다 어디로 가버리고 금방 안정을 찾으시더라고요. 지금 89세이신데 평일에는 요양보호사와 간병인이, 주말에는 제가 돌봐드리고 있습니다. 치매어르신들도 정확하게 감정을 드러내 보이시고, 정서적으로 안정이 되면 문제행동도 좀 가라앉지요. 그래서 마음을 읽어드리는 게 중요합니다.

유경 몇 달 전 제가 겪은 일인데, 시부모님은 현재 두 분만 살고 계십니다. 시어머니께서 한밤중에 욕실에서 넘어져 옆머리에서 피가 흘러내리는 데도 괜찮다고, 지혈하면 된다고, 자식들이고 119고 다 필요없으니 번거롭게 하지 말라고, 수건으로 가만 누르고 버티신 일이 있었습니다. 결국 아침에 날이 밝아 자식들이 알게 되어 급히 병원에 모시고 갔지요. 의사가 출혈이 조금만 더 심했더라면 큰일 날 뻔했다며 상처를 꿰매주었는데, 어머니는 태연하게 말씀을 하셨다더군요. '큰일은 무슨 큰일 그냥 죽으면 되지 뭐.'

그만하기 다행이라는 생각과 함께 위기의 상황에서 119 구급차도 부르지 않고 자식들에게 연락도 하지 않다니, 당황하다 못해 조금은 황당하기까지 했습니다. 그렇게까지 판단력이 부족한 분이 아니시거든요.

이성희   아마도 어머니의 마음속에는 자식들에게 폐 끼치지 말아야겠다는 생각만 있었을 겁니다. 그리고 어떻게 해서든 스스로 해결해보려는 마음도 있으셨겠지요. 자존심일 수도 있지만 평소에 우리가 서로에게 도움을 주고 또 도움 받는 일을 좀 편하게 받아들일 필요가 있습니다. 독립적으로 살아가는 게 물론 중요하지만 언제까지고 혼자 모든 것을 다 해결할 수는 없으니까요.

부모가 자식들 어릴 때 돌보고 책임졌던 것처럼 나이 들어 이제는 자식이 부모의 역할을 하게 되는 거지요. 혼자 할 수 있는 일은 혼자 하지만 위기의 순간에는 도움을 주고받는 게 당연합니다. 나이 드신 분들이 무조건 자식한테 의존하거나 응석 부리듯 기대는 것이 바람직하지 않듯이, 꼭 필요한 순간에 도움의 손길을 거부하는 것도 옳은 일은 아니라고 저는 생각합니다. 분명한 것은 치매의 진행과 함께 이제 더 이상 혼자 지낼 수 없는 시간이 온다는 점입니다. 가족이든 시설의 전문가들이든 누군가의 도움 없이는 살 수 없는 때가 반드시 오는데, 도움 받는 것도 훈련을 해서 편안하게 받아들여야 할 필요가 있습니다. 물론 도움을 주는 쪽에서 받는 분들의 자존심을 지켜드리고 속마음을 잘 헤아려드려야 한다는 것, 잊지 말아야겠지요.

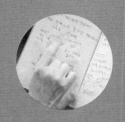

5

치매환자 가족도

마음이

아파요!

: 치매가족의 심리

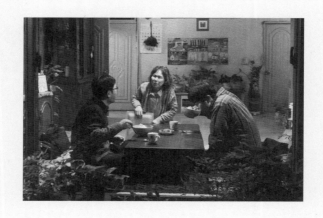

영화 속. 어머니의 치매 앞에서 가족들은 어떻게 느끼고 반응하며, 무슨 생각들을 하고 있을까…. 비록 가족들 마음속에 들어가본 것도 아니고 영화에서 일일이 설명해주지는 않지만 한 번 짐작해볼 수는 있겠다.

아들. 반찬가게를 하며 홀로 남매를 기른 어머니의 바람은 안정적으로 살 수 있는 법대나 의대 진학이었지만, 글 쓸 때가 가장 행복해서 국문학을 전공했고 문학평론을 한다. 그러나 마흔두 살인데도 여전히 대학강사. 모 대학에 교수 자리가 났다고 해서 알아보면 학교발전기금을 요구하거나 이미 내정되어 있다는 소문이 파다해 좌절의 연속이다. 실질적인 가정살림은 아내가 과외로 벌어 꾸려나가고 어머니의 지청구에 눈총까지, 이래저래 안팎으로 면목이 없다. 그러니 속마음과는 달리 식구들한테도 괜히 불퉁거리기 일쑤다. 그런데 어머니가 치매라니! 모두 다 내 탓인 것만 같아 죽을 지경인데, 어머니 문제로 아내와 누이동생이 목소리를 높이니 무능한 스스로에게 화가 나 자기도 모르게 소리를 지른다. "그만들 해! 내가 해. 내가 알아서 하면 되잖아!" 하지만 그렇다고 딱히 뾰족한 수가 있는 것도 아니다.

며느리. 아직 손이 많이 가는 어린 남매를 기르며 과외로 가정경제를 책임지고 있다. 시간강사인 남편이 하루 빨리 대학에 자리 잡기만을 기다리며 참아내는 중. 시어머니와 그다지 사이좋은 편은 아니지만 반찬가게를 하실 정도로 솜씨 좋은 어머니 덕에 음식 한 번 안 하고 살았다. 틈틈이 아이들도 맡아주셔서 과외를 맘 편하게 할 수 있었고. 그런데 어머니가 치매라니! 앞으로 음식이며 아이들은 어쩌나 싶어 눈앞이 깜깜하다고 솔직하게 말하니, 시누이는 엄마 아프다는 소식에 그리 말하는 법이 어디 있느냐며 섭섭하다고 난리다. 물론 그 마음 모르지 않으나 현실은 현실. 남편과 시누이는 가게 정리하고 아들네가 모시고 사는 쪽으로 이야기를 꺼내는데 뭘 모르는 소리다. 간병비는 살기 넉넉한 시누이가 다 내겠다지만 돈이 다가 아니고, 간병인을 구한다 해도 24시간 365일 돌봐주진 않기 때문에 나머지는 모조리 며느리 몫이 될 게 불을 보듯 빤하다. 집에서 과외해서 먹고 사는데 그게 가능한 소리인가. 어머니의 문제행동이 심해지고 빈번해지자 사고 위험성을 깨닫고 가족보다는 오히려 전문시설에서 돌봐드리는 것이 낫겠다는 생각을 한다.

딸. 시댁 사업 돕느라 바쁘다지만, 아이들 기르며 별 걱정 없이 산다. 남편과 아이, 시댁이 우선이다. 그런데 어머니가 이상하단다. 남편 덕에 진료순서까지 새치기하는 특혜를 받아 이름 있는 병원, 최고의 의사에게 진찰을 받게 주선했는데, 바로 이런 게 내가 어머니나 친정식구들

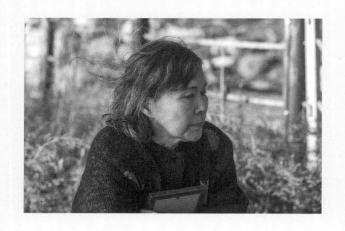

에게 해줄 수 있는 일이다. 그런데 어머니가 치매라니! 출가외인인 나는
오빠네가 모시고 산다면 가끔 들여다보고, 오빠네 사정이 여의치 않을
게 뻔하므로 필요한 돈을 부담할 수 있다. 하지만 외며느리인 올케언니
는 절대 모시고 살 수 없다고 하고, 오빠는 자기가 다 알아서 하겠다고
턱도 없는 소리를 한다. 답답하고 또 답답하다. 불쌍한 우리 엄마, 이제
우리 엄마는 어떻게 하나. 어떻게 되는 걸까.

　　윤자. 피를 나눈 가족은 아니지만 형님이라 부르며 가족 이상으로
지내온 사이. 자식들 아무도 모르는 형님의 속마음과 살아온 내력을 다
알고 있다. 거의 매일 매시간 붙어 지내다 보니 형님의 예사롭지 않은 변
화를 가장 먼저 눈치 챌 수도 있었겠으나, 만사태평 성격 탓에 나이 들
어서 그러려니 누구나 다 그러는 거라고 범상하게 넘기고 만다. 그런데
형님이 치매라니! 고생하며 살아온 세월을 너무도 잘 알기에 자식들 못
지않게 마음이 아프다. 가게 문도 닫고 거처도 옮긴다니, 이제 더는 함

엄마의 공책

께할 수 없고 아무것도 해줄 게 없어 흐느껴 울 뿐이다.

영화 속 가족들의 이야기를 바탕으로 치매환자를 둔 가족이 느끼는 어려움에 대해 한번 생각해보자.

하나, 슬픔과 죄책감

젊어서 그리도 당당하고 거칠 것 없던 부모님이 하루가 다르게 나이 들어가는 모습을 옆에서 지켜보는 것만으로도 가슴 먹먹하고 슬플 때가 있다. 하물며 치매로 인해 전혀 다른 사람이 되어가는 부모님을 바라보노라면 슬픔이 밀려온다. 치매환자가 부모 아닌 배우자나 친구라 해도 마찬가지다. 내가 알고 있던 그 사람을 영영 잃어버렸다는 상실감, 병 이전의 모습으로 다시는 돌아갈 수 없다는 막막함, 문제행동의 반복으로 인한 어려움, 그토록 사랑하던 사이였건만 이제는 제대로 알아보지도 못하는 그 마음속에는 과연 무엇이 남아 있을까. 슬픔을 막아낼 도리가 없다.

슬픔과 함께 죄책감 역시 가족이나 간호자들이 가장 많이 느끼는 감정이다. 참지 못하고 환자에게 짜증을 부리고 화를 내며 야단을 쳤다던가, 환자의 존재를 부끄러워하며 숨기고 싶었던 자신의 속마음을 확인할 때 죄책감을 느낀다. 또한 더 이상 방법이 없어 요양원으로 옮기게 되었을 때, 집에서 사는 것이 분명 더 이상은 무리고 집이 환자에게 안전하지도 않고 집을 떠난다고 해서 환자를 버리는 게 아니라는 것을 당연히 잘 알고 있음에도 불구하고 깊은 죄책감을 느끼는 경우가 많다.

밤이면 섬망 증세가 걷잡을 수 없이 심해지는 아버지가 아들이 아침 출근길에 문안차 병원에 들르기만 하면 하소연을 했다. 밤에 누군가 자꾸 때리고 아프게 한다고. 아들은 환자의 그렇고 그런 헛소리로 여겨 건성으로 들어 넘겼는데, 나중에 시간이 흐른 후 알고 보니 남자 간병인이 밤에 아무도 없을 때면 환자를 몹시 거칠게 대하면서 환자에게 수없이 모욕적인 말을 했던 것. 이일을 떠올리며 아들은 두고두고 죄책감에 시달려야 했다. 아버지를 제대로 돌봐드리지 못했다는 죄송함, 아버지의 호소에 귀 기울이지 않았던 무성의함, 아버지보다는 간병인의 말만 믿으면서 나 몰라라 했던 무책임에 대해서.

둘, 분노와 원망

"엄마, 진짜 왜 그래?"

"아, 그럼 맘대로 하세요!"

"이제 그만하세요!"

영화에서 아들과 딸이 어머니를 향해 쏟아내는 말이다. 다들 화가 나있다. 그들은 어머니가 자기네를 화나게 만들었다고, 어머니 때문에 정말 미치겠다고 하겠지만, 모두가 당황하고 혼란스러운 가운데 어머니의 행동이나 말이 '병' 때문이라는 것을 미처 생각하지 못해서 그런다.

치매가족의 분노는 여러 가지 이유에서 원망과 짝을 이루어 일어나는데 환자의 행동으로 인한 스트레스나 담당의사와의 소통부족, 치료나 완치에 대한 희망 없음, 치매환자 돌봄에 대한 가족 간의 생각과 의견 차이, 아니면 다른 가족들의 비협조나 경제적인 어려움, 환자를 돌보며 다른 집안일까지 병행해야 하는 부담 등을 꼽을 수 있다.

때로는 환자의 병이 아닌 환자의 존재 자체에 대해 분노가 치솟기도 한다. 성격이 강해 외며느리를 몹시도 힘들게 하던 시어머니. 나이 들어 치매환자가 되니 며느리를 울게 만들었던 과거는 전혀 기억하지 못한 채 어린아이처럼 며느리 치맛자락을 놓지 않는다. 아기처럼 구는 시어머니를 볼 때마다 미운 정도 정이라고 측은지심(惻隱之心)이 생기기는 하지만, 때때로 며느리 가슴속에는 시어머니한테 당한 세월이 분노의 불길로 치솟아 오르곤 한다. 요즘은 이 분노와 원망의 불길이 시어머니 병 수발을 당연하게 여기는 남편에게로 옮겨가는 중이다. 분노와 원망이 출구를 찾지 못하면 환자는 물론 간호자 자신과 가족들에게 돌이킬 수 없는 해를 입힐 수도 있다.

셋, 외로움과 소외감

치매환자는 더 이상 혼자 살 수 없다는 것을 염두에 두어야 하는데, 그러려면 누군가가 곁에서 도와주어야만 한다. 입소해서 24시간 생활할 수 있는 시설이나, 집에서 살면서 정해진 시간 동안 오가며 이용할 수 있는 데이케어센터 같은 곳이 중요한 이유이기도 하다.

　가족 중 한 사람이 전적으로 맡아 집에서 치매환자를 돌보는 경우에는 당연히 외로움과 소외감이 뒤따르게 된다. 사회와 격리되어 있으면서 다른 사람들과의 교류나 소통 없이 환자와 간호자 둘만이 한 공간에 있을 때, 환자는 안전하게 보호 받고 있는 상태이긴 하겠으나 보호자는 고립 속에서 외로움과 소외감에 지쳐갈 수밖에 없다. 물리적인 안전과는 별개로 환자에 대한 심리적인 방임이나 학대가 일어날 소지가 있다.

　요즘은 식구수가 적은데다가, 비혼이나 미혼 자녀가 돌보는 일이 점점 많아지면서 치매환자와 보호자 모두 고립되기 쉬운 구조이다. 치매의 발견과 진단 단계에서부터 고립되지 않도록 가족에게 정보를 제공하고 함께할 수 있는 모임 등을 적극적으로 안내해야 한다. 예를 들어, 데이케어센터에 등록해 다니는 치매환자 가족을 위한 가족간담회와는 또 달리 지역사회에 좀 더 개방적인 치매가족모임이 있어 누구나 부담 없이 참석해 외로움과 소외감에 대해 털어놓고 해소방법을 배우며, 잠시 쉬면서 충전할 수 있는 기회를 가질 수 있어야 한다.

넷, 불안과 공포

치매환자가 있으면 불안할 수밖에 없다. 초기치매로 약을 복용하지만 일상생활에는 아무 어려움이 없어 스스로 식사를 준비해서 해결하고 외출도 하는 어르신. 그래도 따로 사는 자녀들은 항상 불안하다. 전화만 안 받아도 혹시 넘어진 건 아닌지, 외출했다가 집을 잃어버리면 어떻게 하나, 깜빡 잊고 가스를 켜놓고 외출한 건 아닌지, 그래서 집에 불이라도 나면 어쩌나.

요양원에 거주 중인 거동이 불편한 한 할머니는 옆방의 치매 할머니와 언쟁을 한 적이 있는데, 그 할머니가 밤에 몰래 방에 들어와 해코지할지 모른다고 불안해하는 바람에 요양보호사들이 달래느라 여러 날 애를 써야 했다.

공포는 주로 최악의 상황을 떠올리며 경험하게 된다. 머리를 산발한 채로 아니면 덥수룩한 수염에 뒤덮인 채 자식도 알아보지 못하는 환자, 시도 때도 없는 배회, 엉망진창이 되어버린 집, 망가져버린 인간관계, 흩어진 가족… TV 드라마나 영화에서 본 최악의 상황, 뉴스에서 접한 무서운 일들.

모르면 더 불안하고 무서운 법. 병과 환자에 대한 이해, 가족들의 심리와 대처방법, 도움 받을 수 있는 사회복지제도와 서비스 등을 알고 대응해 나가다보면 우리가 지나치게 극단의 상황에만 초점을 맞추고 있음을 알게 된다. 먼저 어려운 길을 지나온 치매가족들이, 새로운 치매가족들이 시행착오를 최대한 줄이고 스스로 안정감 속에서 환자를 잘 돌보고 적합한 서비스를 이용할 수 있도록 자신의 경험을 나누어주면 큰 도움이 된다.

엄마의 공책

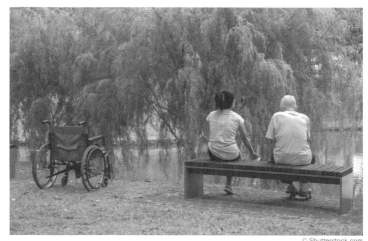

© shutterstock.com

분명 마주 보며 손잡고 있으나 그는 여기 머물러 있지 않다.
서로에 대한 사랑을 그대로 지닌 채 함께 늙어가기를 간절히 꿈꾸었을
부부를 갈라놓고, 비록 잎 떨어진 마른 나무일지라도
끝까지 인생의 버팀목이 되어주리라 믿어 의심치 않았던
부모를 알 수 없는 먼 곳으로 데려가버렸다.
세상에 무슨 이런 병이 다 있단 말인가.

다섯, 회피와 외면

도망가고 싶다. 숨어버리고 싶다. 모른 체하고 싶다. 차라리 사라져 없어지고 싶다. 사랑하는 사람이라면 그 애틋한 사랑이 아파서, 그저 미안하고 딱해서, 미움이 깊었던 사람이라면 서로 풀지 못하고 끝까지 안고 가야 할지도 모를 그 미움이 너무 무거워서.

피하고자 하는 마음은 치매라는 병을 받아들이지 못하는 것에 그치지 않고 치매환자에 대한 모든 돌봄과 수발에도 해당된다. 여기에는 환자와의 관계뿐만이 아니라 다른 가족들끼리의 관계도 그 빛과 그림자가 고스란히 드러난다.

해준 게 뭐가 있기에 마지막에도 이리 고생시키느냐며 고개를 돌린다, 필요한 비용이라도 내면 다행이다… 사는 동안 아들만 편애했으니 아들이 전적으로 알아서 하라며 또 고개를 돌린다… 따뜻하고 정 있게 대해준 적이 없으니 나 역시 의무만 다하기로 한다, 속마음이야 어떻든 의무라도 다하면 고마운 일이다… 기계적인 분담으로 최소한의 도리만 하기로 한다, 진심을 다한 섬김과 다가섬은 없다….

비록 인지기능(학습 및 기억력, 집중력, 언어능력, 운동능력, 시각과 공간지각능력, 성격, 정서기능)은 저하되고 변해가도 감정은 살아 있기에 환자는 가족과 주위사람들의 회피가 슬프다. 외면이 아프다. 자신이 살아온 시간 속에서 만들어온 관계의 잘잘못을 가리지 못하고, 설사 가릴 수 있다 해도 표현의 길이 막혔으니 그저 슬프고 아플 뿐이다. 회피와 외면은 문제를 해결하지 못한다. 오히려 직면해 하나씩 풀어나가는 편이 환자도 가족도 조금 편안해지는 길이다.

여섯, 연민과 동정

사람이라면 누구나 병에 걸린 사람을 딱하게 여기게 마련이다. 그런데 가족이, 그것도 치료나 완치가 어려운 치매라니 환자를 향한 애타는 마음을 무엇에 비할 수 있을까. 자기 자식도 알아보지 못하고 자기 자신이 누구인지도 모르게 된다니 안타깝고 가여워 견딜 수가 없다.

분명 마주 보며 손잡고 있으나 그는 여기 머물러 있지 않다. 서로에 대한 사랑을 그대로 지닌 채 함께 늙어가기를 간절히 꿈꾸었을 부부를 갈라놓고, 비록 잎 떨어진 마른 나무일지라도 끝까지 인생의 버팀목이 되어주리라 믿어 의심치 않았던 부모를 알 수 없는 먼 곳으로 데려가버렸다. 세상에 무슨 이런 병이 다 있단 말인가.

연민의 마음, 동정심, 모두 다 자연스러운 감정이다. 다만 그 감정에 빠져 헤어 나오지 못하는 일은 없어야 한다. 아픈 존재를 향한 인간 본연의 순정한 마음으로 환자를 다시 한 번 더 바라보고, 그 안에 펼쳐진 미지의 세계를 최대한 있는 그대로 받아들이는 것만이 우리가 할 수 있는 유일한 일인지도 모른다.

일곱, 우울과 무기력

치매환자만 우울한 것이 아니다. 가족도 우울하다. 집안에 환자가 있으면 아무래도 좀 우울하게 마련인데, 시간이 흐르면서 나아지기는커녕 점점 심해져서 환자 본인은 물론 가족의 삶에 지대한 영향을 미치는 치매의 경우는 더하면 더했지 덜하진 않다. 물론 흔히 '착한 치매, 예쁜 치매'라고 부르는, 문제행동이 심하지 않은 환자는 가족들을 조금 덜 힘들게 하기는 하지만 치매라는 질병 자체가 아름답고 품위 있는 노년의 삶을 무망(無望)하게 만들어버린다.

노력한다고 나아지지도 않고, 최선을 다해 돌본다고 애틋함이 깊어지는 것 같지도 않고, 그러니 허무해지면서 의욕이 떨어진다. 우울할 수밖에 없다. 열심히 살아온 인생의 끝을 치매로 마무리하는 과정을 함께하며 인생 자체에 회의를 느낀다. 우울하다.

치매노인 돌봄과 간병의 어려움이 지속되는 가운데 누구의 도움도 받지 못하고 우울과 고립 속에 빠져들면서, '간병살인', '간병자살'이라는 극단적인 선택에 이르는 비극이 일어나기도 한다. 그 누구도 예외일 수 없는 병, 누구에게나 찾아올 수 있는 병에 대해 개인과 가족에게만 짐을 지워서는 안 된다. 사회가 다함께 문제 해결에 나서야 한다.

유 경   치매가족들의 심리나 스트레스를 이야기하다 보면 그
       것을 해결할 특별한 묘약이 따로 있는 게 아니라 서로
       의 경험을 나누는 게 무엇보다 중요하다는 생각이 듭
       니다.

이성희   치매가족들이 모여서 이야기를 하면 내가 미처 경험하
       지 못한 것을 들으며 배우기도 하고, 나만 죽을 고생을
       하는 게 아니라 더한 사람도 있네 하면서 힘을 얻기도
       합니다. 책에 나오지 않는 이야기가 얼마나 많은지 몰
       라요.

       예전에 치매가족모임을 하면서 겪은 일입니다. 한
       어머니가 계속 물을 드신다는 거예요. 물을 지나치게
       많이 드셔서 큰일 날 지경인데 어쩌면 좋으냐고 하니,
       다른 가족이 얼른 대답을 하는 거예요. 순전히 경험에
       서 나온 이야기였어요. "물통이나 컵에 얼음을 넣으세
       요. 얼음이 천천히 녹으니까 마시는 물의 양이 줄어들
       더라고요."

유 경   치매가족들을 만나면 가장 강조하는 건 어떤 부분인가
       요?

이성희   기본은 치매환자의 모든 것은 '병 때문에 생기는 것'이

라는 사실입니다. 그러니까 그대로 받아줘야 해요. 그 대로 받아주면 막 힘들 게 하던 노인도 성질이 누그러 듭니다. 예를 들어, 돌보는 며느리가 막 화가 나고 미칠 것 같은데 그 성질을 그대로 내보이면 노인이 절대 안 정될 수가 없겠지요. 만약 이 며느리가 마음이 편해지 면 저절로 치매어른의 마음도 편해집니다.

유 경　어려운 상황에서도 최선을 다하는 치매가족의 모습을 그동안 많이 보셨겠지요.

이성희　많지요. 예전에 치매가족모임을 서울에서 하는데 창원 에서 오신 분이 있었어요. 젊은 여자였는데, 어떻게 하 면 우리 아버지를 더 오래 사시게 할 수 있을까 배우러 왔다는 거예요.

　　아버지가 원래는 뱃일을 하셨는데 일이 잘 안 풀리 고 하면서 치매가 왔어요. 어머니가 맨날 운동도 시키 고 하면서 늘 같이 다녔는데, 어느 날 횡단보도를 건너 다가 그만 어머니가 차에 치어 돌아가셨어요. 치매아 버지만 무사히 사신 거죠.

　　그런데 이 아버지가 어머니를 기다리느라고 맨날 옥상에서 햇볕에 피부가 타는 것도 모르고 기다리고 계신대요. 그러면서 아버지가 오래 사셨으면 좋겠다 고, 아버지가 살아 있는 게 자기의 보람이라고 하는 거예요. 사실 상담을 해보면 많은 분들이 치매가 더 진행되어서 추한 모습 보이느니 차라리 빨리 돌아가셨으면 좋겠다는 말을 많이들 하는데, 이런 딸도 있구나 하면서 가슴이 뭉클했지요.

유 경   긴병에 효자 없다고 하지요. 그런데 치매환자의 평균 여명을 보통 8년에서 10년으로 봅니다. 긴 시간 동안 지칠 수밖에 없으니 환자고 가족이고 딱하기는 마찬가지입니다.

이성희   치매에 걸린 시어머니와 며느리 이야기 잠깐 할까요. 치매 시어머니는 다른 건 다 잊어도 아들한테 뭐든지 최고로 먹이고 입히면서 공부시킨 건 기억하니까 사람만 만나면 매일 자랑을 하고, 며느리는 지금 남편이 이만큼 된 게 자기 내조의 덕이니 또 그 얘기만 합니다. 이럴 때 중간에서 딸이 보면 양쪽의 입장이 다 이해가 된단 말이죠. 그렇다고 해서 말을 끼워 넣으면 마음만 상하겠죠.

노인을 돌볼 때는 '아니에요' 소리를 되도록 하지 않는 게 좋습니다. 노인이 자기가 기억하는 만큼 생각을 말하고 있는데, 중간에 끊고 다른 생각을 꽂아 넣으면 안 되지요. 그러니 보통 어려운 일이 아니고, 일상이 스트레스 상황인 거죠. 치매는 환자도 힘들지만 가족들에게도 엄청난 부담을 줍니다. 그렇기 때문에 자기의 감정을 들여다보면서 잘 이해하고 자기관리를 해야합니다. 나의 감정을 잘 알고 이해하면 치매환자의 문제행동에 대해서도 좀 더 잘 대처할 수 있습니다.

제가 친정어머니께 하는 걸 보고 간병인이 묻더라고요. 어떻게 그렇게 다 받아주냐고. 특별한 비법이 있거나 제 성격이 유달리 좋아서가 아니라, 병 때문에 그러시는 걸 어쩌겠어요. 병 때문에 또 잊어버리고 되묻고 하시니까 그때마다 맞춰드리는 거죠. 저희 친정어머니도 그렇고 다른 치매어르신들도 그렇고 당신 기억에 남아 있는 거라도 맘껏 말씀하면서 사셔야지요.

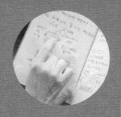

6

우선은
집에서
돌보려고요…

: 집에서 치매환자 돌보기

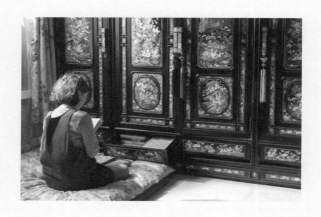

　결국 치매진단을 받은 영화 속 어머니. 그것도 초기가 아니라 생각보다 많이 진행된 상태란다. 어머니를 저 상태로 혼자 두면 위험하니 일단 가게부터 정리하고 오빠네로 옮기도록 하자고 딸 혜원은 주장한다. 며느리인 수진이 그건 현실적으로 불가능하다며 펄쩍 뛰니, 그렇다면 엄마를 요양원에라도 보내자는 말이냐고 혜원은 화를 낸다. 설왕설래하는 아내와 동생을 지켜보던 규현, 답답한 나머지 아무런 대책 없이 괜히 소리만 빽 지르고는 자리를 박차고 일어난다.

　갑작스런 상황이 아니라 해도 사람이 그동안 살던 집이나 가게, 하던 일을 정리하고 거처를 옮기기란 결코 쉬운 게 아니고 단숨에 해결되지도 않는다. 그러니 어머니 역시 원래의 자기 집 자기 안방에서 잠을 자고, 반찬가게의 부엌을 지킨다. 그러나 이런 일상이 과연 언제까지 이어질 수 있을까…. 나이 들면 누구나 '어디서 누구와 살 것인가'가 중요한 문제인데, 하물며 치매환자임에랴.

　　　　　　　　　　　　　　　　　　　　　　엄마의 공책

많은 치매가족들이 우선 집에서 돌보는 쪽을 택한다. 환자가 혼자서 살아오던 집이나 가족이 함께 사는 집 모두를 포함해서 말이다. 여러 가지 이유가 있겠으나, 아직은 크게 문제가 없으니 버텨보자는 마음이 그 바탕에 있고 도저히 더는 견딜 수 없는 상황이 될 때까지 어떻게 해서든 최선을 다하며 감당해보자는 거다.

아울러 아무래도 환자가 익숙한 환경에서 생활하는 편이 병세에도 긍정적인 영향을 미칠 것이라는 생각도 있다. 거기다가 요양원이라고 하면 마지못해 죽으러 가는 마지막 장소라는 부정적인 선입견 또한 크게 작용하는 게 현실이다. 노인 자신도 심한 거부감을 보이고 자녀들 또한 어떻게 부모님을 '그런 데' 모시냐는 심리적인 저항이 여전히 크다.

환자가 편안해하고 돌볼 가족이 확실하게 있는 여건이라면 집에 있는 게 나쁠 이유는 없다. 하지만 몇 가지 알아두어야 할 것들이 있으며,

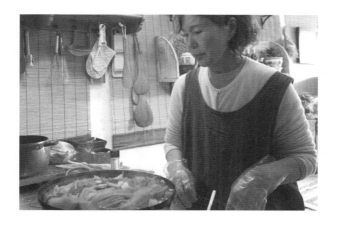

환자의 사회적인 관계 유지와 간호자 혹은 보호자의 휴식이나 개인시간 보장을 위해 방문요양이나 방문목욕, 방문간호, 데이케어센터 등 사회적인 돌봄 서비스를 적극적으로 활용하면 도움이 된다.

하나. 가족이라고 해서 무조건 도움이 되는 것은 아니다

가족 중에서 어떤 사람은 환자에게 많은 도움이 되고 간호나 돌봄의 책임을 나누어짐으로써 힘이 되지만, 어떤 가족은 환자에게도 간호자에게도 스트레스를 주어 오히려 남보다 더 도움이 안 되는 경우도 있다. 환자를 돌보는 데 가장 많은 시간을 보내면서 돌봄 방법이라든가 환자에 대한 의사결정에 주된 책임을 지는 '주돌봄자'가 환자에게 맞추어서 나름 안정감 있게 이끌어나가는 일과를 한순간에 자기 마음대로 흩트려버려 혼란을 일으킨다. 또한 가물에 콩 나듯 들여다보면서 환자에게서 배설물 냄새가 난다는 둥, 얼굴이 여위었으니 신경 좀 쓰라는 둥, 잔소리를 해대서 환자 돌보는 일로 이미 충분히 지쳐 있는 사람을 더 힘들게 만든다.

돌보는 사람이 신체적으로나 정서적으로 더는 감당할 수 없을 만큼 지쳐버리거나 우울해지면 그 영향은 고스란히 치매환자에게 갈 수밖에 없다. 치매환자에게 무관심하거나 방치하면서, 비록 의도한 것은 아니라 해도 학대로 이어질 우려가 있다. 그렇기 때문에 가족이 서로 도와 어느 한 사람, 즉 돌봄을 책임 맡은 사람에게만 지나친 부담이 가지 않도록 해야 한다. 그런데 긴병에 효자 없다고, 처음에는 서로의 몫을 잘 나누어 하다가도 시간이 흐를수록 바쁘다는 이유로 하나둘 소홀해지면 주돌봄자는 늘어나는 부담에 지치고 화가 나게 된다. 이럴 때는 지체 없이 가족 모임을 소집해 환자의 상태와 돌봄의 내용, 돌보는 사람의 심정과 부담의 정도, 역할 분담, 앞으로 예상되는 문제와 대책 등을 함께 의논해야 환자가 계속 집에 머무를 수 있다.

둘, 집이라고 해서 무조건 안전하고 최선은 아니다

치매환자에게 집은 가장 익숙한 장소여서 다른 곳과 비교할 때 상대적으로 안전하고 혼란을 덜 느끼긴 하지만, 꼭 필요한 안전 설비가 되어 있지 않으면 오히려 더 위험할 수 있다. 바닥과 문턱의 높낮이 차가 있어 발이 걸려 넘어지기 일쑤고, 가스 안전이 늘 염려되며, 노인 관련 시설에는 벽이나 복도, 화장실에 기본적으로 설치되어 있는 안전 손잡이가 대부분의 집에는 없어 불편하다. 욕실 바닥에 미끄럼 방지가 되어 있지 않아 아무리 혼자 샤워를 할 수 있는 상태라 해도 언제 미끄러져 넘어질지 알 수 없다.

노인들이 어디에서 떨어지거나 넘어져서 다치는 '낙상사고'가 주로 집안에서 일어난다는 것을 고려하면, 치매노인이 익숙한 집에 산다고 해서 반드시 안전한 것은 아니다. 욕실에서 넘어지는 일은 부지기수이며 문턱에 걸려 다치는 일 또한 그에 못지않게 빈번히 일어난다.

전문적인 교육을 받은 사람들이 돌보는 전문적인 기관이나 시설은 모든 것이 치매노인의 특성에 맞게 최적화되어 있지만 집은 그렇지 않기 때문에, 칼이나 가위 같은 위험한 물건이 쉽게 손에 잡히고 전기제품은 도처에 널려 있다. 갖가지 약이나 세제류, 화장품 또한 위험하지 않을 거라 생각하고 그대로 두었다가 치매환자가 먹어 사고가 나기도 한다. 그러니 집에서 돌보기로 결정했으면 치매환자를 위해 가능한 모든 안전장치와 안전설비를 해야 한다.

아무리 집에서 모신다 해도 돌봄과 보호가 제대로 이루어지지 않는다면 무슨 소용이 있겠는가. 가족 모두 밖에 나가 경제활동을 해야 할 경우 치매노인은 하루 종일 홀로 집에 있어야 한다. 당사자가 낯선 사람의 출입이 싫다며 요양보호사의 방문 자체를 거부하는 일도 흔하기 때문이다. 그러니 식구들은 환자가 혼자 나갔다가 길을 잃고 집을 못 찾아올까봐 밖에서 문을 걸어 잠글 수밖에 없는 상황이 여전히 우리 주위에 존재하고 있다. 이런 경우에도 무조건 집이 최선일까.

셋, 치매에 대해 알아야 제대로 돌볼 수 있다

치매가 어떤 병이고 시간이 흐르면서 증상이 어떻게 변해 가는지 알아야 제대로 돌볼 수 있다. 치매환자의 마음을 조금이라도 이해해야 잘 보살필 수 있으며, 가족의 심리를 알고 있으면 자신과 다른 가족들의 상태를 받아들이는 데 도움이 된다. 또한 정신행동증상(문제행동)에 대해서도 자세히 알아야만 적절한 대응을 할 수 있다. 그렇지 않으면 집에서 모시는 것이 어려워진다.

역정을 자주 내던 치매어르신, 모처럼 기분이 좋아졌는지 오래도록 결석했던 경로당에 가서 친구들을 만나고 싶다고 해 딸이 동행을 했다. 반가운 인사를 나눈 어르신은 친구들과 둘러앉아, 물론 주로 듣는 쪽이었지만, 두런두런 이야기를 나누셨다. 먼발치에서 어르신의 일거수일투족을 살펴보는 딸, 잠시 후 어르신이 엉덩이 쪽으로 손을 가져가더니 무언가를 확인하고는 손을 코에 갖다 대고 냄새를 맡는 게 아닌가. 대변이 새어나온 게 틀림없었다. 딸이 조용히 다가가니 '누가 음식을 흘렸나, 손에 뭐가 묻었네' 하며 대수롭지 않게 옷에 문질러 닦으려 했다. 딸 역시 아무렇지도 않은 목소리로 '휴지 드릴까요' 하며 슬쩍 휴지를 내밀었다.

경로당에 가서 친구들을 만나 대화를 할 수 있을 정도의 치매어르신이 정말 누가 음식을 흘린 거라고 생각했을까. 자존심과 수치심 때문에 아닌 척하고 넘어갔을 뿐, 당신의 배변 실수를 알고도 남았을 것이다. 이때 딸이 화들짝 놀라 목소리를 높이고 수선을 떨었더라면 어떻게 되었을까. 경로당 친구들도 분명 냄새를 맡았겠지만 모르는 척 넘어가주었고, 덕분에 치매어르신은 기분 좋게 집으로 돌아올 수 있었다. 그 후 날씨가 몹시 추워진데다가 병세가 급속도로 나빠지면서 어르신은 더 이상 경로당에 가서 친구들을 만날 수 없었다.

넷, 돌보는 내가 건강해야 치매환자도 행복하다

치매환자를 돌보는 사람은 우선 몸이 몹시 힘들다. 혼자 생활하기 어려운 환자를 돌보면서 온갖 집안일까지 다 해야 하고, 때로는 직업활동과 육아를 병행하기도 한다. 이중, 삼중의 과중한 역할로 인해 피로가 누적되고 정신적으로는 스트레스가 심한데다가 환자가 낮밤이 바뀌기라도 하면 밤에 여러 차례 깨거나 충분히 잘 수 없어 수면시간이 부족할 수밖에 없다. '병간호 하다가 보호자가 병이 나는 바람에 환자 놔두고 먼저 세상을 떠났다더라'는 어른들의 경험담이 결코 터무니없는 말이 아니다.

마음은 또 어떤가. 기약 없는 수발과 돌봄에 하루하루 지쳐간다. 치매환자와 하루 종일 씨름하다보면 우울하고 무기력하며 고립감에 시달리게 된다. 때로 치매환자가 다른 가족들에게 '주돌봄자가 자신을 제대로 돌봐주지 않는다'고 고자질하듯이 말하는 경우가 있는데, 다른 가족이 치매환자의 말에 앞뒤 가리지 않고 돌보는 쪽을 의심하거나 비난하면 마음은 걷잡을 수 없이 무너져 내린다. 하루 빨리 대책을 세우지 않으면 소진(burnout)이 와서 극도의 피로감을 호소하게 되고 더 이상 환자를 돌볼 수 없게 된다. 주돌봄자에게 문제가 생기면 환자는 집에 머물기 어려워질 뿐만이 아니라, 주돌봄자 역시 인간인지라 절망의 막다른 골목에 이르게 되면 자신과 타인에게 해를 끼칠 위험이 있다. 경고신호로 받아들여야 한다.

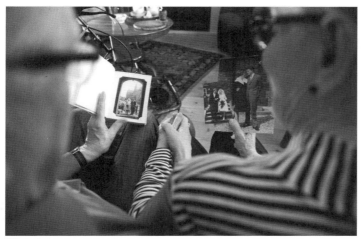

© Shutterstock.com

그렇기 때문에 집에서 환자를 돌보는 경우 가족을 포함해
기존의 인간관계를 유지하도록 노력해야 한다.
자칫 고립되기 쉽고 그러다보면 외로움과 소외감 속에서
돌보는 사람도 치매환자도 병이 깊어질 염려가 있기 때문이다.
주돌봄자가 아무리 잘하고 있고 스트레스를 겉으로 표현하지 않는다 해도,
옆의 가족들은 그의 마음을 헤아려 부담을 줄여주면서 쉴 수 있는 시간을
확보하도록 도와야한다. 치매환자 돌봄이 가족 불화와 가족 갈등을
불러일으키고 끝내는 가족 해체를 가져오기도 한다.
누구 한 사람의 책임이라기보다는 서로 짐을 나누어지지 않은
모두의 잘못이다. 치매환자는 '병'에 걸렸을 뿐 죄가 없다.

결국 치매환자를 집에서 잘 돌보기 위해서는 돌보는 사람의 몸과 마음이 우선 건강해야 한다. 주돌봄자가 충분히 쉴 수 있도록 가족들이 순서를 정해 환자를 돌봐야 한다. 아주 어린아이를 제외하고 온가족이 분담을 해서 정해진 시간만이라도 최선을 다해 환자와 시간을 함께하고 돌보게 되면 환자는 여러 사람과 접점이 생겨 생활에 활력이 생기고, 가족에게는 별도의 비용이 들어가지 않으니 경제적인 면에서도 바람직하다. 그러려면 가족들이 환자의 상태를 공유하고 있어야 한다. 가족들이 돌아가며 잠깐씩이라도 돌볼 수 있는 여건이 아니라면 방문요양이나 데이케어센터 등의 서비스를 이용해서 반드시 휴식시간을 확보해야 지속적인 돌봄이 가능하다. 주돌봄자는 가끔 충분히 쉬거나 자기 자신만의 시간을 가지는 일에 대해 죄책감을 느껴서는 안 된다. 돌보는 사람의 신체적, 정신적, 정서적 건강이 환자 돌봄의 가장 기본적인 조건이기 때문이다.

다섯, 혼자가 아니다

문제는 서로 나누면 그 크기가 좀 줄어들고 해결의 실마리를 찾을 수 있다. 현재 우리나라 65세 이상 10명 중 1명이 치매환자이니, 대강 따져볼 때 70만 명 정도의 노인이 치매를 앓고 있다고 볼 수 있다. 환자 한 명에 가족 네 사람이라 치면 환자를 포함해 대략 350만 명이 치매와 밀접하게든 아니든 관계가 있다는 계산이 나온다. 나만의, 우리 가족만의 문제가 아니라는 뜻이다.

혼자서 해결하려 들면 그게 가능하지도 않을뿐더러 스스로 더욱더 큰 어려움과 혼란 속으로 빠져 들어가게 된다. 치매는 홀로 끙끙 앓거나 병상에 조용히 누워 누군가의 간호를 받다가 세상을 떠나는 병이 아니다. 그렇기 때문에 환자를 돌보며 경험하는 것을 다른 사람들과 이야기하는 것이 중요하다. 치매라는 병 자체나 치매환자에 대한 것도 물론이지만 돌보는 사람으로서 겪는 감정의 문제라든가 심리적인 상태를 드러내 표현하게 되면, 결코 나 혼자만 그런 게 아니라는 것을 확인할 수 있다. 수많은 치매가족들이 같은 문제로 고민하고 문제해결을 위해 애쓰고 있음을 알게 된다.

사회적인 지원체계를 적극적으로 활용하면서 치매가족들의 모임이나 교류에 참여하면 도움이 된다. 같은 기관 이용자들의 가족간담회나 교육에 참여하면 전문가들의 상담이나 도움말과 함께 가족이 미처 알지 못하는 부모님의 성격특성이나 활동내용을 알게 되어 환자에 대한 이해가 높아진다. 한편 지역사회 안에서 치매가족들의 모임이 좀 더 활발해진다면 개개인이 겪는 어려움이 드러나게 되면서 공통의 경험으로 모아져 서로에게 구체적인 도움이 될 수 있다. 치매의 종류가 100가지 정도라고 알려져 있으니 그 증상은 또 얼마나 다양하고 많겠는가. 결국 경험의 집합이 문제해결에 도움이 되고 가족들의 고민에 답이 될 수 있다고 믿는다.

혼자가 아니라는 인식과 함께 자신의 한계 또한 인정해야 한다. 혼자서 다 할 수 없다. 다만 최선을 다할 뿐. 그러니 다른 사람들의 도움을 거절하지 말자. 사람 만나는 것을 싫어하지 않고 누군가 말을 걸면 기분이 좋아지는 치매어머니. 미혼인 딸이 모시고 살았는데, 어머니가 치매라는 것을 알리기 싫어 아무에게도 이야기하지 않고 혼자 최선을 다해 돌보며 애를 썼다. 그러나 하루 종일 만나는 사람이라고는 딸밖에 없고, 어머니 돌보랴 살림하랴 바쁜 딸은 제대로 마주 앉아 어머니에게 말을 붙일 시간도 없으니 어머니는 우울해질 수밖에. 우연한 기회에 딸의 친구가 이 상황을 알게 돼 병문안 차 어머니를 방문하니 그렇게 좋아할 수가 없었다. 마침 시간 여유가 있었던 친구가 제안한다. 일주일에 하루, 반나절 정도 말동무를 해드리겠다고. 자존심 강한 딸은 고민을 한다. 지금이야 그래도 괜찮지만 점점 더 상태가 나빠질 텐데, 평생 깔끔하게 살아온 어머니가 망가져가는 모습을 아무리 친구라지만 보여도 될까, 나는 또 그렇다 해도 나중에 어머니도 싫어하지 않을까.

지나치게 앞날을 걱정하지 말고 지금 상황에서 가장 좋은 것을 선택하면 어떨까. 시간이 흐르면서 어머니의 상태가 어떻게 변할지는 아무도 모른다. 지금 좋은 말동무를 만나 우울에서 벗어나 증상이 나빠지지 않고 조금이라도 오래 유지된다면 더 바랄 것이 없으며, 증세가 나빠지면 나빠지는 대로 그때 가서 대책을 세우면 되지 않을까. 도움 받는 것도 용기다.

환자의 증세가 변함에 따라 돌보는 사람의 역할도 바뀌어야 한다는 것, 문제행동에 대응하는 방법, 간호자의 건강관리, 가족 간의 협조와 소통, 위급상황 발생 시 대처방법 등은 책을 통해서도 물론 알 수 있지만 치매가족모임이나 교육에서는 좀 더 생생하고 구체적으로 배우고 익힐 수 있다.

여섯, 자책과 환자에 대한 원망은 금물이다

집에서 돌보기로 결심하고 나섰지만 처음 겪는 일이니 실수가 있고 제대로 대처하지 못하는 경우가 생긴다. 치매환자 자신이 지금까지와는 전혀 다른 낯설고 혼란스러운 상황에 놓이게 된 것처럼 돌보는 사람 역시 마찬가지다. 그러니 자신을 탓해서는 안 된다. 모든 문제는 치매라는 '병' 때문에 생기는 것이니까. 미처 알지 못해서 돌보는 데 부족함이 있었다 해도 같은 잘못을 되풀이하지 않으면 된다. 솔직히 돌보기로 결심한 사람이 자책감에 빠져 더 이상은 못 하겠다며 두 손 들고 나앉으면 당장 치매환자는 갈 곳이 없다. 기댈 사람이 없다. 그러니 나를 돌보고 격려하며 치매환자의 손을 붙잡고 걸어 나가야 한다.

매일같이 문제를 일으키고 사고를 치고 미운 소리를 해도 치매환자 역시 일부러 그러는 게 아니고 '병' 때문에 그러는 거다.

엄마의 공책

돌봄의 부담으로 가족관계가 깨지거나 멀어지는 일이 많은데 환자를 원망하지 말자. 이 역시 환자 본인이 원했던 바는 아니니까.

그렇기 때문에 집에서 환자를 돌보는 경우 가족을 포함해 기존의 인간관계를 유지하도록 노력해야 한다. 자칫 고립되기 쉽고 그러다보면 외로움과 소외감 속에서 돌보는 사람도 치매환자도 병이 깊어질 염려가 있기 때문이다. 주돌봄자가 아무리 잘하고 있고 스트레스를 겉으로 표현하지 않는다 해도, 옆의 가족들은 그의 마음을 헤아려 부담을 줄여주면서 쉴 수 있는 시간을 확보하도록 도와야 한다. 치매환자 돌봄이 가족 불화와 가족 갈등을 불러일으키고 끝내는 가족 해체를 가져오기도 한다. 누구 한 사람의 책임이라기보다는 서로 짐을 나누어지지 않은 모두의 잘못이다. 치매환자는 '병'에 걸렸을 뿐 죄가 없다.

일곱, 언제까지 집에서 돌보는 게 좋을까

내 힘닿는 데까지, 물론 사회적인 서비스도 최대한 활용해서 집에서 극진히 모시고 있는 가족들이 참으로 많다. 도저히 불가능할 것 같은데 사람의 진심에서 나오는 힘은 그 끝을 알 수 없을 만큼 크고 깊고 넓다. 하지만 그들도 질문하곤 한다. 언젠가는 집에서 모시지 못할 날이 올 텐데 그게 언제일지 어떻게 알 수 있을까. 적절한 때에 과연 내가, 우리 가족이 맞춤한 결단을 내릴 수 있을까.

주위사람들은 물론 가장 가까운 배우자나 형제자매 역시 이제 그만 전문시설로 모시자고 해도 아랑곳하지 않는 중년의 딸. 어머니께 효도하겠다던 자신과의 약속을 지키고 싶다고, 아무리 힘들어도 아직은 버틸 만하다고 웃으며 말한다. 환자가 거의 누워 지내는데 아무리 기저귀를 살피고 자주 갈아드려도 옆으로 새어나와 수시로 이불빨래를 해야 하고, 자식도 못 알아볼 지경이 되어 험한 욕을 섞어 소리를 질러대고, 의사소통은커녕 눈맞춤도 어렵지만, 하는 데까지 해봐야 스스로 후회가 없을 것 같다고, 아직은 좀 더 해보겠노라 이야기한다. 피곤해 보이긴 해도 강한 의지가 실려 있는 눈빛에서는 엄숙함까지 느껴질 정도다.

치매진단을 받자마자 환자의 치매 정도나 현재 상태, 환자 본인의 뜻, 앞으로의 돌봄 계획 같은 건 생각조차 해보지 않고 무턱대고 시설에 입소시키겠다며 서두르는 자식들. 물론 미리미리 알아보고 대책을 세우는 게 나쁜 일은 아니지만 치매하면 곧바로 시설입소를 떠올리는 것은 옳지 않다. 집이 마냥 안전하고 환자에게 최선만은 아니듯이, 요양시설이라고 해서 아무런 사고 없이 안전하기만 한 것도 아니고 환자와 가족 모두에게 완벽한 만족을 줄 수도 없다.

따라서 집의 장점과 요양시설의 장점 모두를 고려해야 한다. 집에서 환자와 보호자 모두 안정감을 갖고 끝까지 잘 지낼 수도 있다. 한편으로는 적절한 시점에 요양시설로 거처를 옮겨 잘 적응해서 집에서와 마찬가지로, 아니 어느 경우에는 집에서보다 훨씬 더 안정감을 느끼고, 안락함을 누릴 수도 있다. 그러니 집에 모시는 가족에게 사서 고생이라고 혀를 차며 동정의 눈길을 보낼 것도 아니고, 요양시설에 모신다고 해서 천하의 불효막심한 자식들이라고 손가락질해서도 안 된다. 각 개인과 가정의 사정이 다르고 선택의 기준이 다르며 선택의 시점 또한 고심 끝에 나온 것이므로, 어떠한 경우든 다른 사람의 판단과 결정을 존중해야 하며 괜한 일로 서로 상처를 주고받을 필요는 없다.

⟪⟨⟨

유 경   치매환자가 있으면 대부분 가족이 우선 돌보게 되는데, 문제는 어느 한 사람에게만 부담이 쏠리면 돌보는 사람까지 병이 나게 돼서 집안에 두 사람의 환자가 생기기 쉽죠.

이성희   부담이 어느 한쪽으로 쏠려 또 다른 환자가 생기지 않도록 우선 가족들이 역할 분담을 하고, 쉬쉬하지 말고 지역사회에 알려서 도움을 받을 수 있는 만큼 받아야 합니다. 장기요양보험에도 재가서비스(집에 거주하면서 받을 수 있는 복지서비스)가 많으니 적극적으로 활용하면서 가족이 돌볼 수 있는 만큼 오래 돌보면 좋지요.

저도 요양원을 운영하고 있지만, 사실 요양시설이나 병원이 정말 좋아서 온 노인들이 과연 몇 분이나 계실까요. 물론 와서 살아보니 진작에 오지 않은 게 후회된다는 분들이 많지만, 아무튼 시설이나 병원으로 가는 건 대부분 가족이 결정하지 치매환자 자신이 결정하지는 않잖아요. 저는 여건만 된다면 가능한 한 집에서 가족이 모시기를 권합니다. 아무리 말을 못 하는 분이라 해도 처음 요양원에 도착했을 때 보면 서운함이 눈에 가득한 것을 느낄 수 있습니다. 저희 친정아버지도 아주 싸늘한 눈빛으로 저를 보셨거든요. 결국 나를 집이 아닌 여기로 데리고 왔구나 하는. 하지만 언제까지고 집에 계실 수 없으면 전문시설에서 전문가들이 돌봐드리는 게 또 다른 최선임은 분명합니다.

유 경　집에서 모시는 경우를 포함해 치매가족들에게 가장 필요한 건 무엇일까요?

이성희　저는 우선 교육이라고 봅니다. 지금의 노년세대를 부양하고 치매환자를 돌보는 건 대부분 40대부터 60대까지의 자녀세대인데 아무리 와서 배우라고 해도 관심이 없습니다. 치매에 대해서 제대로 배우면 치매 부모님을 돌보는 데 도움이 되지요. 치매환자의 증세라든가 여기에 따른 가족의 변화에 대해서 듣게 되면, 치매

로 인한 가족 간의 불화와 갈등도 대비하게 되고 가족
이 무너지는 단계까지 가지 않도록 최대한 막을 수가
있어요.

또 교육을 받게 되면 중년세대가 자연스럽게 치매
예방에 대해서도 관심을 갖게 되지요. 그리고 만약 치
매에 걸리게 된다면 어떻게 생활을 정리하고 어디서
누구의 도움을 받을 것인지 준비할 수 있습니다. 그러
면서 아무리 건강하다 할지라도 운전은 몇 세까지 할
건지, 앞으로 재산 정리는 어떻게 할 건지 구체적으로
고민하게 되는 거죠.

유 경　거기에 더해 가장 중요한 준비 중의 하나인 죽음준비
도 할 수 있겠지요. 죽음준비는 언제 어디서 어떻게 맞
이하게 될지 모르는 죽음을 생각하면서, 지금 여기서
정성껏 사는 일이니까요. 끝까지 자기 생을 자기의 것
으로 하면서 내 소중한 삶과 존엄한 죽음의 방식을 결
정해두면, 남은 사람들은 그 사람의 자기결정을 최대
한 존중하며 마지막을 돌봐드릴 수 있게 됩니다. 이것
이야말로 노년의 삶과 인생의 마지막 단계에서 품위를
지킬 수 있는 방법이 아닐까 합니다.

7

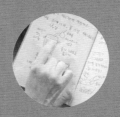

치매,
아는 만큼
보인다!

: 치매환자와 더불어 살기

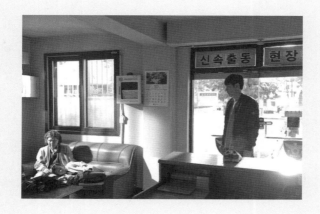

　치매에 걸린 영화 속 어머니가 아들 규현에게 칼국수를 끓여 내놓더니 돌아서서는 혼잣말처럼 내뱉는다. "인생 동동거리며 참 바쁘게 살았네. 잊어버리고 싶은 건 안 잊히고, 잊어버리면 안 되는 건 다 기억이 안 나니… 죽을 때가 된 거지." 규현이 젓가락을 내려놓으며 묻는다. "뭐를 잊고 싶으신데요?" 잠시 침묵. 그러더니 어머니가 한 마디 한다. "어서 먹고 집에 들어가라. 피곤하다."

　정말 어머니는 뭐를 안 잊고 싶고, 뭐를 잊고 싶은 걸까.

　어린아이 운동화를 장롱 속에 모아놓고, 낯선 아이에게 엉뚱한 이름을 부르며 달려가고, 새벽에 집을 나가 길을 못 찾아 우두커니 서 있다. 어머니의 치매증상은 점점 심해지고 식구들은 덩달아 이리 뛰고 저리 뛰며 어머니 찾으랴 파출소에 불려 다니랴 정신이 나갈 지경이다. 자식들은 이제 어떻게 하면 좋을까.

엄마의 공책

각자 자기 할 일이 있으니 어머니에게만 전념할 수도 없고, 그렇다고 나 몰라라 내팽개쳐둘 수도 없고. 집에 그대로 계시게 하자니 안심이 안 되고, 아들네로 모셔오는 것은 본인도 싫다고 할 뿐 아니라 며느리도 반대하고, 당장 요양시설에 모시는 건 아닌 것 같고. 진퇴양난에 우왕좌왕이다. 치매에 적응은커녕 가족들이 당장 앓아 눕게 생겼다.

치매환자가 무슨 생각을 하는지 조금이라도 알 수 있고 마음상태를 짐작이라도 할 수 있다면 좀 낫지 않을까. 그동안 각자 사느라 바빠 서로 차분하게 대화를 나눠본 지가 언제인지도 모르겠고, 제대로 눈을 맞추며 바라본 것 또한 기억에 없어 정말 얼굴도 잊어버리게 생긴 마당에 이제 와서 치매환자의 생각과 마음을 알아낼 도리가 있을까. 뭘 좀 알아야 제대로 돌볼 수 있을 텐데 말이다. 집이든 요양시설이든 그 어디에 계시든 마지막까지 소통하며 살고 싶은데, 비록 언어표현은 안 될지라도 그 마음 조금이라도 헤아려드리고 싶은데, 과한 욕심이며 불가능한

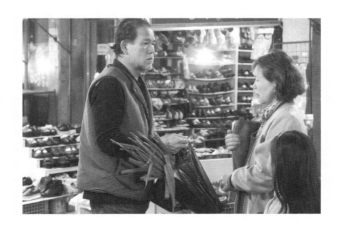

바람일까….

　아니, 아는 만큼 보이는 것은 치매에도 똑같이 적용될 수 있다. 그 길을 한번 찾아보자.

하나, 일상을 유지하도록 돕는다

가뜩이나 머릿속이 흐트러져서 혼란스러운 환자가 먹고 자는 시간을 비롯해 배변이며 목욕이며 약 먹는 시간 등이 들쭉날쭉하면 혼란이 더 심해진다. 건강한 사람도 갑작스레 무슨 일이 생기면 당황하고 헛손질하기 일쑤인데 치매환자는 더할 수밖에 없다. 규칙적으로 일생생활을 하도록 하면 환자도 안정이 되고 돌보는 사람도 생활리듬이 생겨 편하다.

단, 환자의 특성을 고려해야 한다. 직장에 다닐 때는 출근시간 때문에 어쩔 수 없이 밤에 자고 아침에 일어났지만, 오래전 은퇴한 이후부터 새벽 3시 넘어 잠자리에 들어 오전 내내 자다 깨다 하는 습관이 있는 80대 어르신. 치매진단을 받고 약을 복용하기 시작했는데, 치매환자는 푹 잘 주무시는 게 좋다는 의사의 한마디에 배우자부터 자식들까지 사람은 밤에 자는 게 맞다며 말 그대로 잔소리를 퍼붓는다. 어르신은 잠도 내 맘대로 못 자게 한다며 벌컥 화를 내고, 가족들은 필요한 말도 안 듣는다며 제 풀에 화가 나서 씩씩거린다. 가족들이 한 번만 더 생각했더라면 결코 서로 언성 높이고 화낼 일이 아니다. 어르신이 새벽까지 혼자 깨어 있다고 해서 문제를 일으키는 것도 아니고, 부족한 잠을 낮에 보충한다고 남한테 피해를 주는 것도 아니니 일단은 본인의 생활리듬을 존중해줄 필요가 있다. 큰 문제가 있지 않은 한 환자가 일상을 잘 이어나가도록 하는 것이 우선이다.

외출로 생활리듬이 깨지거나 외식으로 인해 평소 먹던 음식과 좀 달라지면 노인은 곧바로 탈이 나는 일이 아주 많다. 가족이 일부러 시간을 내서 모시고 나가 맛있는 것을 사드리고 좋은 구경을 시켜드렸건만, 어르신의 몸과 마음은 그 즐거움마저도 누리고 감당할 수 없을 만큼 약해진 것. 자칫하면 깨져버리는 얇은 유리그릇이라고나 할까. 아무튼 규칙적인 생활리듬은 건강 유지를 위한 기본 중의 기본이다.

둘, '자립'을 소홀히 하지 않는다

치매환자 돌봄의 궁극적인 목표를 편안하게 모시다가 잘 돌아가시도록 하는 것 정도로 생각하는데, 우리는 한 가지 중요한 것을 늘 잊곤 한다. 바로 '자립'이다. 인간은 누구나 스스로 하고 싶어한다. 치매노인도 마찬가지. 화장실도 내 발로 가서 내 손으로 뒤처리를 하고 싶고, 밥도 내가 먹고 싶을 때 먹고 싶은 것을 혼자힘으로 떠먹고 싶다. 그런데 자립하려면 다양한 복지용구(일상생활·신체활동 지원 및 인지기능의 유지·향상에 필요한 용구. 예를들어 이동식 변기, 안전 손잡이, 수동휠체어, 전동침대, 욕창방석, 성인용 보행기, 목욕의자 등)가 필요하다.

어떻게 보면 더 이상 움직일 수 없어 하루 종일 침대에 가만히 누워 있는 어르신을 보살피는 편이 힘도 덜 들고 복지용구도 덜 필요할지 모른다. 복지용구 사용에는 분명 돈이 들어가기 때문에 제도적인 지원이 충분해야 환자도 돌보는 사람들도 힘을 덜 빼고 남아 있는 기능(잔존기능)을 최대한 사용하며 삶의 질을 유지할 수 있다. 그런데 전문기관이나 시설에서마저 돌보는 사람의 편의를 기준으로 품이 덜 들어가는 환자를 골라 받는 것은 아닌지 의문이 생길 때가 가끔 있다. 가장 손이 많이 가고 비전문가인 가족이 도저히 돌볼 수 없는 힘든 환자를 전문가들이 돌봐야 하는 것은 당연한 일, 현재의 제도에 허점은 없는지 점검이 필요하다.

가족들도 환자의 손발이 되어 무조건 다 해드리는 것만이 최고의 돌봄이라고 생각해서는 안 된다. 할 수 없는 부분은 대신 해주더라도 할 수 있는 것은 본인이 하도록 한다. 그래야만 남아 있는 기능이 사라지지 않고 유지되며 환자의 자존심도 지킬 수 있다.

숟가락을 제대로 사용하지 못해 음식을 많이 흘리고 그래서 식사시간이 오래 걸리게 되면, 간호자나 가족은 식사를 정해진 시간 내에 얼른 끝마치기 위해서 아니면 안타까운 마음에 떠먹여주게 된다. 떠먹여주는 행동이 반복되면 결국 치매환자는 자기 손으로 밥 먹는 법을 영영 잊어버리게 된다. 식사하는 방법을 자세히 가르쳐주고, 손으로 집어 먹을 수 있는 식사를 만들어주는 것도 한 가지 방법이다.

또한 옷을 갈아입을 필요성을 못 느끼는 환자에게는 자존심이 상하지 않도록 잘 설득하고, 옷 입는 방법을 잊어버렸을 때에는 입기 힘든 옷은 아예 치워버리고 옷 입는 방법을 반복해서 가르쳐주면서 입는 순서대로 옷을 놓아두고 환자 스스로가 옷을 입도록 도와주어야 한다. 이렇게 치매환자와 더불어 살아가려면 우리의 시계가 지금보다는 조금 천천히 가도록 만들어야 하는지도 모른다.

셋, 의사소통의 유지

요양원의 치매어르신들을 보면 말을 잘 하지도 잘 듣지도 못하지만 신기할 정도로 서로 의사소통을 잘해 놀라기도 하고 반성도 하면서 저절로 입가에 웃음을 머금게 되곤 한다. 언어장애가 생겨 거의 말을 못하는 어르신이지만 같은 방에 사는 어르신들은 용케도 'TV 보러 거실에 나간다고?', '선생님, 이 할머니가 아까 점심밥이 부족했는지 지금 간식 먹고 싶대요' 하면서 빈틈없이 통역까지 해주신다. 가족이나 오랜 친구로 살아온 사이가 아니라 요양원 같은 방에서 살게 된 인연인데도 이토록 잘 통하는 것은, 관찰과 관심의 힘 아닐까.

치매어르신을 대할 때 마음을 다치지 않고 소통해야 하는데, 가장 기본은 긍정적인 말과 태도이다. 환자의 실수는 일부러 그러는 게 아니라 순전히 '병'으로 인한 것이니 야단을 치거나 비난해서는 안 된다. 치매노인은 지적인 능력이 떨어지면서 오히려 감정이 더 발달하고 오래 살아온 본능으로 다른 사람 속을 더 빨리 읽는다. 화를 내거나 아이에게 하듯이 야단을 치면 상태가 악화되거나 감정이 폭발하면서 공격적인 행동을 할 우려가 있다. 높은 목소리로 빠르게 이야기하면 전혀 알아듣지 못할 뿐만 아니라 신경에 거슬리니 화와 짜증을 내게 된다. 또 어떤 환자는 사람 속을 뒤집어놓을 정도로 말을 잘하고 약을 올리기도 한다. 아무리 그래도 치매환자와의 말싸움 혹은 기(氣)싸움은 부질없는 짓이니 괜한 힘을 빼지 않도록 주의한다. 말뿐만이 아니라 표정이며 몸짓, 손짓 등에도 감정이 들어가니 언제나 긍정적인 마음으로 치매환자를 대할 일이다.

넷, 안전 · 안심 · 안락

몸이 맘대로 안 움직이고 기억력은 떨어졌으니 사고의 위험성이 언제 어느 때고 존재한다. 안전을 위해 치매환자 주변을 정리정돈해야 한다. 겨울철 아랫목에 깔아놓은 이불에 걸려 넘어지기도 하고, 의자에서 일어나다 옆으로 쓰러져 다치기도 한다. 환자가 움직이는 공간에 위험요소는 없는지 항상 살펴야 한다.

집안환경은 그렇다 치고, 우리나라는 과연 치매환자가 마음 놓고 안전하게 살 수 있는 나라일까. 치매가족은 안심하고 살 수 있을까. 우리 사회, 우리 동네, 우리 아파트 단지, 우리 집은 어떨까. 작은 동네에서 이웃집 숟가락 개수까지 다 알고 서로 격의 없이 오가며 살던 시절에는 치매어르신이 집을 못 찾으면 이웃 누군가가 댁에 모셔다 드렸다. 치매환자를 보는 눈이 아무래도 많으니 유사시에 빠른 연락과 대처 또한 가능했다. 시대가 변하면서 생활환경이 달라지고 사는 방법이 더는 예전과 같을 수 없다. 그렇다면 어떤 방법이 있을까. 정책이나 제도의 힘이 필요하지만, 적어도 우리 개개인이 치매에 대해 알아야 하는 때가 왔다는 것을 잊지 말자. 이제 치매는 상식이다!

안전한 환경에서 안심하고 살면 당연히 몸과 마음이 편안해지면서 즐거움이 따르지 않을까. 치매환자는 비록 뇌의 '병'으로 인해 여러 가지 기능의 저하를 겪고 있지만, 엄연히 한 사람으로, 감정을 가진 인격체로 그리고 우리 사회의 구성원으로 존중받아 마땅하다. 따라서 남아 있는 시간 동안 인간으로서의 존엄성이 유지되도록 세심하게 돌보며 즐겁고 행복하게 살도록 도와야 한다.

다섯, 치매, 이제는 상식이다!

치매환자와 치매가족이 이렇게 늘어나는데, 나도 부모님도 예외가 아닌데, 언제까지 남의 일로 여기며 구경만 하고 있을 것인가. 이제 치매는 상식이다. 치매에 대한 상식이 있으면 어느 날 우연히 거리를 헤매는 노인을 발견했을 때 적어도 환자가 놀라지 않게 다가가 말을 걸고 혹시나 옷 안쪽에 연락처가 적혀 있지는 않

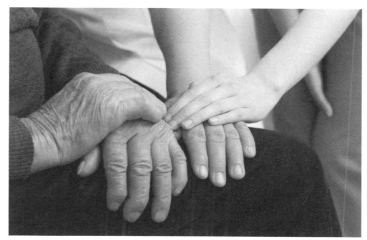

© Shutterstock.com

치매노인은 병든 몸과 마음으로 우리 앞에서 여전히 최선을 다해
남은 인생길을 걸어가며 우리의 앞날을 가르쳐주는 선배이며
스승임을 기억하자. 인생의 오르막과 내리막, 굽은 길과 뻗은 길을
걷고 또 걸어왔고, 이제 쉬면서 한숨 좀 돌리고 죽음의 문으로
들어가려 했는데 그 잠시 쉴 곳이 치매라는 의자일 줄이야….
그 누군들 알았겠는가, 그 누가 있어 예상하고 마음 준비를 했겠는가.
그러니 서로 돕자. 직접적인 돌봄과 간호로, 정책과 서비스로,
그것도 아니면 치매를 알고 치매환자를 이해하고
치매가족에게 진심이 담긴 따뜻한 손을 내밀 수 있도록 공부하자.

은지, 치매배회팔찌를 착용하고 있지는 않은지 살펴볼 수 있다. 집을 잃어버린 치매노인이 추운 겨울 골목 한 귀퉁이에서 아무도 모른 채 목숨을 잃는 일은 병든 노인이나 가족만의 잘못이 아니고 우리 모두의 책임이다.

질병 퇴치의 역사는 인류의 역사와 함께해왔기 때문에 치매 역시 언젠가는 과거의 질병으로 기록되는 날이 올지도 모르지만, 아직은 여기서 우리가 해야 하고 할 수 있는 일이 분명히 있다.

치매환자를 가족들의 힘으로 집안에서 온전히 책임질 수 있다고 생각하는지 묻고 싶다. 치매노인은 무조건 요양시설에 입소하도록 해서 전문가들이 돌보는 것만이 해결책이라고 생각하는지 묻고 싶다. 만일 둘 다 완벽한 해결책은 아닌 것 같다고 생각한다면, 답은 바로 치매에 대한 상식과 공부에 있다. 알면 막상 닥쳤을 때 받아들이기가 좀 쉬워지고, 알면 도울 수 있으며, 알면 함께 살아갈 길을 찾을 수 있다. 사람들의 관심이 많은 분야이니 인기를 얻기 위해 선심 쓰듯이 정책을 내놓을 일도 아니고, 봉사활동 점수를 위해 치매노인 돌봄에 이름만 적어 넣을 일이 아니다. 나의 부모, 우리의 할머니 할아버지, 아니 나 자신을 위한 일이다.

뇌에 병이 생겨, 살아온 세월을 모두 잊어버리고 수고하며 애써 걸어온 긴긴 인생길을 이제는 하나도 기억하지 못한다. 그러나 그렇다고 해서 그저 동정의 눈물만 흘릴 일이 아니다. 치매노인은 병든 몸과 마음으로 우리 앞에서 여전히 최선을 다해 남은 인생길을 걸어가며 우리의 앞날을 가르쳐주는 선배이며 스승임을 기억하자. 인생의 오르막과 내리막, 굽은 길과 뻗은 길을 걷고 또 걸어왔고, 이제 쉬면서 한숨 좀 돌리고 죽음의 문으로 들어가려 했는데 그 잠시 쉴 곳이 치매라는 의자일 줄이야…. 그 누군들 알았겠는가, 그 누가 있어 예상하고 마음 준비를 했겠는가. 그러니 서로 돕자. 직접적인 돌봄과 간호로, 정책과 서비스로, 그것도 아니면 치매를 알고 치매환자를 이해하고 치매가족에게 진심이 담긴 따뜻한 손을 내밀 수 있도록 공부하자.

여섯, 치매환자에게도 삶의 역사와 축적된 경험이 있다
비록 병에 걸려 어린아이처럼 되어버렸다 해서 80년, 90년 쌓인 한 존재의 역사까지 무의미하거나 사라지는 것은 아니다. 병으로 인해 오랜 세월 동안의 경험에서 나온 지혜와 지식을 전수할 통로를 잃어버렸다 해서 경험 자체가 허공으로 흩어지는 것은 아니다.

　치매환자가 제대로 말을 알아듣지 못해 아기에게나 쓰는 단어나 표현을 써야 할 때도 있고, 프로그램 시간에는 색칠공부라든가 손 유희 같은 어린이 활동을 적용하기도 한다. 그러나 여전히 그들 내면에는 80년, 90년의 세월이 들어 있다. 존경하고 존중해 마땅하다.

　한 존재가 스러져가는 일은 그 누가 되었든 엄숙하며 무거운 일. 치매 때문에 말년을 스스로 관리하고 결정하고 정리해나갈

힘을 잃었지만, 그는 생의 마지막 문 앞에서 살아온 세월과 살아
낸 시간의 결정체로 우리 앞에 우뚝 서 있다. 치매 때문에 그토록
소중한 사람들과의 관계가 멀어지고 마지막 순간 나누고 싶었을
수없이 많은 말과 사연을 가슴 깊이 묻고 떠날 수밖에 없지만, 그
렇기 때문에 더욱더 그 숨겨진 마음은 오래도록 세상에 남아 떠
돌게 될지도 모른다. 하늘 아래 유일한 '나'로 우뚝 서서 누구의
간섭도 받지 않고 철저히 독립적인 존재이고자 애써온 세월이 무
색하게 자신이 누구인지도 다 잊어버리고 도저히 홀로 살아갈 수
없게 되었지만, 분명 그는 이 땅에 당당한 생명으로 존재했으며
지금도 치매와 함께 자신의 삶을 최선을 다해 살아가는 중이다.
살아내는 중이다. 그러니 '병'만 보느라 '사람'을 잊지는 말자. 치
매환자는 '사람'이지, '병' 그 자체가 아니다.

일곱, 자기결정권의 존중

대접받고 싶은 대로 대접해야 한다. 안 그랬으면 좋겠지만, 혹시
라도 내가 늙어 치매에 걸려 살아온 인생을 돌아보며 즐기기는커
녕 누군가의 도움 없이는 일상을 유지할 수 없고, 의사소통조차
어려워진다 해도 엄연히 존재하는 한 인간으로 대접받고 싶다면
지금의 치매환자에게도 그렇게 해주어야 한다.

　자신의 의견을 말하거나 다른 방법으로라도 의사표현이 가능
한 환자라면 당연히 앞으로의 치료방향이라든가 돌봄계획 등에

대해 환자에게 묻고 최대한 그 의사를 반영하며 의사결정과정에 참여시켜야 한다. 우리는 비용을 전적으로 자식들이 부담한다는 이유 하나만으로 환자에 관련된 모든 결정을 자식들이 일방적으로 내리는 경향이 있다. 한 사람 인생의 마무리, 때로는 숨을 거두는 마지막 순간의 자기결정을 막는 행위이다. 자기표현이 가능할 때는 의사결정에 참여시키도록 하고, 자신의 의사결정이나 의견을 표현하지 못할 상황이라면 법정대리인이 결정을 하되 가장 중요한 결정기준은 당연히 '환자의 최선의 이익'이다.

치매환자에게도 가족에게도 바람직한 것은, 정신이 온전하고 건강할 때 미리 의사표시를 하고 가족들과 공유하는 것이다. 혹시라도 치매에 걸리게 되면 누가 어디서 어떻게 돌봐주길 원하는지, 또한 생의 마지막 순간에 이르러 '회생 가능성이 없고 치료에도 불구하고 회복되지 않고 급속도로 증상이 악화되어 사망이 임박했을 때' 연명의료를 시행할 것인지 아닌지, 장례는 어떻게 치러주기를 바라는지 등 사전에 자신의 뜻을 구체적으로 명확하게 표시해두면 가장 좋다.

᠁

유 경　치매환자와 함께 살아가려면 우리가 그들에 대해 좀 더 알아야 하는데, 치매도 역시 '아는 것이 힘!'이겠지요.

이성희　당연하죠. 그러나 개인마다 차이가 있는 문제행동에 대해 일일이 대응방법을 짝지어 거론하기보다는, 치매와 치매환자 전반에 대한 이해를 높이는 데 도움이 될 만한 치매의 법칙 몇 가지를 알아보면 좋겠습니다.

유　경　치매어르신들이 많이 나타내 보이는 증상들을 중심으로 질문을 하겠습니다. 치매어르신들을 보면 어떤 때는 치매라는 게 믿어지지 않을 정도로 정확하고 또 어떤 때는 이상한 말씀이나 행동을 하시고, 또 어떤 사람한테는 아주 심하게 못살게 굴다가도 또 어떤 사람에게는 전혀 안 그러시고, 종잡을 수 없는 경우가 많습니다.

이성희　어떤 때는 말짱하고 어떤 때는 이상하고…, 기억의 필름이 끊어졌다 붙었다 해서 그런 것이지요. 환자의 기억을 놓고 말할 때 '가끔 치매의 법칙'이 있어요. 기억이 정확할 때도 있고 정확하지 않을 때도 있고, 정확하지 않을 때는 거짓말로 메꿉니다. 치매환자의 기억장애는 최근 기억부터 없어지고, 반복하게 되고, 기억 전체가 없어지는, 세 가지가 특징인데 그렇기 때문에 '가끔 치매'인 거죠.

　또 하나는 사람에 따라 다르게 행동하는 건데, 며느리들이 제일 부대끼는 일이기도 합니다. 어떤 사람에게는 심하게 못되게 굴다가 어떤 사람에게는 안 그런

엄마의 공책

척하는데 '출현 강도(強度)의 법칙'이라고 합니다. 치매 증세가 세게 혹은 약하게, 나타나는 정도가 다르다는 의미죠. '며느리, 쟤는 안 도망가. 내가 야단쳐도 안 도망가.' 그걸 감으로 알고 있어요. 그래서 어느 날 딸이나 아들이 오면 아무 행동도 안 한 척합니다. 당하는 사람이 아니면 가족들도 전혀 이해 못 하는 거죠.

유　경　또 하나, 요양원에서 자주 보는 일입니다. 분명 어르신이 조금 전에 물을 쏟으셨거든요. 닦으면 되고 누구도 뭐라고 안 하는데 지레 나서서 '내가 그런 거 아니야. 누가 그랬는지 난 몰라.' 이렇게 말씀을 합니다. 단순히 최근 기억을 못해서 그런 것만은 아닌 것 같아요.

이성희　'자기 유리(遊離)의 법칙'에 해당되는데, 아침에 보면 등까지 흥건히 젖었는데도 '내가 안 했어! 고양이나 쥐가 와서 오줌 싼 거지, 내가 안 했어!' 당신이 그랬다고 해도 어련히 치워드릴까, 어르신이 거짓말하니 속상하다고, 요양보호사들이 난리죠. 그런 게 그게 아니에요. 거짓말하는 게 아니에요. 자기가 오줌 싼 기억이 아예 없는 거죠. 그리고 '어른이 무슨 오줌을 싸느냐, 오줌은 애들이나 싸지.' 그게 치매노인의 생각이에요. 난 아니다, 남이 한 거다. 치매도 치매지만 정치도 그렇고 사회 모든 문제가, '다 나 때문이올시다!' 그러면 정상이 되

지 않을까요.(웃음)

유　경　한 번 더 치매어르신들의 감정에 대해서 짚고 넘어가
　　　　면 좋겠습니다.

이성희　지적 능력이 두세 살로 떨어져도 감정은 마지막까지
　　　　남아 있다, '감정 잔존의 법칙'입니다. 감정이 어린아이
　　　　보다 더 예민하다고 할까요. 우리 어머니를 보면서 확
　　　　실하게 알게 되었지요. 딸인 저도 늘 엄한 어머니, 완벽
　　　　한 사람이라고만 생각했는데 치매가 되면서 그런 엄마
　　　　의 벽이 무너진 거죠. 자신의 실체라고 할까요, 본연의
　　　　모습이 보일 때마다, '아, 나의 어머니는 저런 사람, 저
　　　　런 분이었구나' 하고 느낍니다.

　　　　　　또 하나 덧붙이면 '망상의 법칙'을 꼽을 수 있어요.
　　　　자기가 한번 생각한 것은 고쳐지지 않아요. '마음에 들
　　　　지 않는 사람이야!' 하고 이름표가 딱 붙으면 그 간병인
　　　　은 나가야 돼요. 아무리 잘해주고 자기는 열심히 했다
　　　　지만 환자가 아니라고 하면 아닌 거예요.

유　경　물론 이런 법칙이 순서대로 일어나는 것은 아니겠지
　　　　만, 간단하게라도 들으니 '아, 그래서 그러시는구나.'
　　　　하는 부분이 확실히 있습니다.

이성희　이런 증상이 번갈아가며 나타나기도 하고 뒤섞여서 나
　　　　타나기도 하지요. 우리가 치매에 대해 알아둬야 하는

　　　　　　　　　　　　　　　　　　　　　　엄마의 공책

것은 크게 보면 돌봄에 대한 것과 문제행동이라고 할 수 있는데 아무튼 가장 중요한 것은 병 때문에 생기는 것이므로, 있는 그대로 받아주는 것이 먼저입니다. 그렇게 하면 서로가 편해지면서 어려운 시기를 잘 넘길 수 있고 조금이라도 더 오래도록 옆에서 함께 어울려 살아갈 수 있습니다.

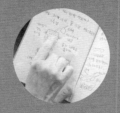

노인요양원에
살다!

: 치매환자와 요양시설

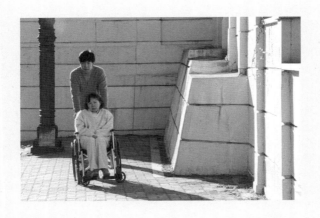

"형님! 내가 자주 갈게!… 평생 먹고 사는 데 급급해 그 흔한 친구 하나를 못 만들고. 천지에 동무라곤 형님 하난데."

"그래도 나를 친구로 생각해주니 다행이구만."

"그럼 형님은 날 뭘로 생각했는데요?"

"미안해! 자네가 날 도와준 게 얼만데. 내가 이렇게 되니 가진 게 아무것도 없어…"

"형님! 미안해요. 정말 미안해요. 옆에 있어주지도 못하고…"

오늘은 어머니가 집을 떠나 요양원으로 거처를 옮기는 날. 단출하게 꾸린 짐을 옆에 두고 어머니와 윤자가 나란히 앉아 있다. 동생으로 친구로 평생 옆에 있었던 윤자는 어머니 손을 잡고 눈물을 흘리며 말을 잇지 못하더니 끝내 흐느끼고 만다. 그런 윤자의 등을 두드려주는 어머니.

요양원 가는 길, 운전하는 아들과 옆에 앉은 어머니 두 사람 다 아무

엄마의 공책

말이 없다. 그러다가 아들이 먼저 입을 연다.

"혜원이하고 애들 엄마는 왜 못 오게 하세요?"
"뭐 큰일이라고 이 사람 저 사람 다 불러."

요양원에 도착해 개인 옷장에 물건을 집어넣으며 정리하는 아들 규현. 요양보호사가 들어와 어머니가 참 고우시다고, 아드님이 참 듬직하다고 친절하게 말을 걸어보지만 어머니는 초점 없는 눈을 한 채 무심하게 대답한다.

"우리 아들 죽었어요."
"아드님 여기 계신데 무슨 소리세요?"
"이 아저씨는 우리 아들 아니야."

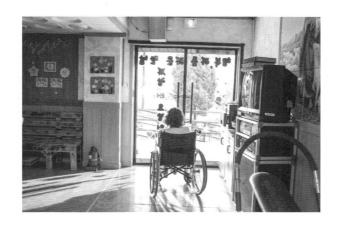

어머니의 치매증상이 심해지면서 흔히 문제행동이라 부르는 사건 사고가 연달아 일어나자 가족들은 불안하다. 더 큰 사고가 나지는 않을지, 오히려 가족이 도움이 안 되는 건 아닌지. 거기다가 어머니도 규현이한테 '네가 내 똥오줌 받아낼 거냐'며 당신이 들어갈 만한 시설 좀 알아보라고 한다. 결국 아들과 딸이 수소문을 해 직접 방문한 후, 어머니는 요양원으로 이사를 하신다.

노인요양원에 대한 이야기만 따로 모아도 책 한 권은 될 정도로 노인은 노인대로, 자식들은 자식들대로, 전문적으로 돌보는 이들은 돌보는 이들대로 정말 할 말도 많고 사연도 각양각색이다. 그런데 이제 도저히 더는 집에 계실 수 없어 요양시설로 옮겨야 할 때 주의 깊게 생각해봐야 할 것들은 어떤 것이 있을까. 이미 요양시설에 들어갔다 해도 피치 못할 사정이 생기면 얼마든지 옮길 수 있지만, 아무래도 자주 옮기는 것은 어르신에게 바람직하지 않기 때문에 사전에 충분히 잘 알아봐서 불필요한 시간 낭비와 에너지 소모를 줄이는 것이 좋다.

그렇다면 과연 요양시설의 어디를 어떻게 보고 골라야 어르신도 편안하고 가족들도 마음을 놓을 수 있을까. 어른을, 그것도 환자를 편안하게 모시는 일은 단순히 그것으로 그치는 것이 아니라 미래에 자녀세대가 노년이 되고 병에 걸렸을 때에도 걱정 없이 편하게 살 수 있는 기초를 닦는 일이다.

하나, 요양시설은 불효의 증거?

결론부터 말하자면 부모님을 반드시 내 손으로 모시는 것만이 효도는 아니다. 전문적인 시설이 환자에게 더 편안하고 안전할 수 있으며, 전문가들이 가족보다 훨씬 더 잘 돌봐드릴 수 있다. 잘 모실 자신도 없고 별다른 대책도 없이 그저 남의 눈이나 체면, 고정관념에 얽매여 버티다보면 사랑보다는 의무가 앞설 수 있고, 거기다 기간마저 길어지면 싫고 미운 마음이 생겨나면서 또다시 죄책감의 수렁에 빠지게 된다. 적절한 곳에 모시고 자주 찾아뵙는 것 또한 효도의 한 방법일 수 있다.

치매에 걸렸거나 쇠약해질 대로 쇠약해진 부모님을 조금이라도 안전하고 편안하게 모시려는 마음 하나뿐 아무것도 보이지 않고 생각나지 않을 상황임에도, 의외로 많은 사람들이 '아무리 그래도 요양원은 절대 안 된다! 하지만 요양병원은 괜찮다!'고 한다. 어르신의 질병 종류나 상태에 따른 선택이라면 요양원이든 요양병원이든 보호자들이 진지하게 고민해서 결정하면 그만이다. 분명 시설과 병원이라는 차이가 있으니 의료적인 처치나 집중적인 재활이 필요하면 그에 맞는 선택을 하면 된다. 하지만 그런 이유와는 무관하게 요양원에 모시면 마치 부모를 버린 것 같지만, 요양병원은 그래도 뒤에 '병원'이 붙어 있으니 병원에 입원시킨 거라는 위안이 된다고 말하는 사람들이 제법 많다. 게다가 요양원보다는 요양병원이 아무래도 주위에 말하기가 훨씬 낫다고. 요양원은 남들 보기에도 좀 그렇다고.

그러고 보면 우리는 가장 중요한 것을 자주 잊는다. 생의 마지막 시기에 삶의 거처를 완전히 옮긴다는 매우 중요한 선택을 과연 누구의 시각에서 하고 있는가. 요양시설이나 요양병원을 알아보고 골라서 정하고 그리로 옮기는 건 도대체 누구를 위한 일이란 말인가. 정작 그곳에서 마지막 시간을 보내야 할 분들의 삶의 질은 저만치 치워두고 그저 나의 입장, 나의 체면만 찾고 있는 것은 아닌지 우리 스스로에게 반드시 물어봐야 할 것이다.

둘, 요양시설은 가족 갈등의 진원지?

요양원에 입소하는 과정을 보면 어르신들마다 천차만별이다. 어르신을 포함한 가족이 충분한 의논을 거쳐 큰 불화 없이 입소하는가 하면, 다른 형제자매들의 극심한 반대로 한 자녀가 입소를 강행하거나 어르신과는 아무런 의논 없이 자식들이 맘대로 결정해 모시고 오기도 한다. 부모님 요양원 모시는 일로 서로 마음이 안 맞아 싸우다 못해 완전히 의가 상해버리는 일도 많고, 다행히 시간이 흐르고 부모님이 편안하게 계신 것을 확인한 다음 마음이 풀려 화해하는 경우도 있다.

부모님 부양과 수발과 간호와 시설 입소 모두를 포함한 '돌봄'의 문제는 노년의 부모님을 모신 가족들이 겪는 갈등의 주요원인이다. 따라서 가족들 간의 충분한 대화와 소통과 의논이 필요하다. 특히 이때 명심할 것은 부모님을 모시고 사는 자식에게 화살을 돌리지 않는 것이다. 어른을 24시간 365일 모시고 사는 자식은 예(禮)를 다하기 어렵기 때문에, 모시지 않는 자식이 가타부타 비난해서는 안 된다. 요양시설 입소에 대해 가족들이 충분히 의논하고 합의해야 입소 후 방문 순번이라든가 횟수, 비용 분담 등도 순조롭게 이루어진다.

셋, 시설의 운영철학

이제 요양시설을 선택해야 할 차례. 후보시설을 고른 후 가족들이 일일이 발품을 팔아 모두 직접 가서 보고 이야기 듣고 비교해 보면 가장 좋지만, 다들 바쁘니 실천하기는 몹시 어려운 일이다. 우선 인터넷이나 홈페이지 등을 활용해 정보를 모으고 그중에 몇 곳을 추려 견학하면 좋다. 주위에 경험자가 있다면 추천을 받거나 평을 들어본다. 이런저런 이유로 요양시설 입소를 숨기다 보면 좋은 요양원을 추천 받을 기회까지 놓칠 수 있다. 부모님을 모실 만한 요양시설을 찾고 있다고 하면 알음알음 유용하고 구체적인 정보를 얻을 수도 있다.

요양시설을 운영하는 주체가 어디인지, 정보공개를 잘 하고 있는지 살펴보고 대표자에 대해서도 알아본다. 그 시설이나 대표가 과거에 문제가 있었는지, 문제가 있었다면 그 문제를 어떤 방식으로 해결했는지 또한 중요하게 살펴야 할 사항이다. 운영하는 대표가 어떤 목표와 자세, 마음가짐으로 시설을 운영하는지가 중요한 이유는, 대표의 생각이나 의지가 시설의 기본적인 인력 구성에서부터 세세한 서비스에 이르기까지 전반적으로 큰 영향을 미치기 때문이다. 그리고 치매환자를 직접 돌보는 것은 직원들인데 직원은 운영자의 방침이나 지침에 따를 수밖에 없으며, 가장 역점을 두는 서비스 역시 운영자에 의해 결정된다. 예를 들어, 휠체어와 같은 복지용구가 많은 요양시설이 좋은 이유도, 어르신들을 그냥 누워만 있게 하지 않으려면 복지용구가 많이 필요하기 때문인데 이는 운영자의 운영철학이나 지향하는 바와 밀접하게 연관되어 있다.

넷, 어르신들의 표정이 요양시설의 간판

한 마디로 말해 요양시설에 살고 계신 어르신들의 표정은 그 시설의 분위기를 대변한다고 해도 지나치지 않다. 치매어르신들이 혼잣말을 하며 배회하거나 찡그린 채 욕을 하며 싸우는 장면을 목격할 수도 있지만, 전체적으로 어르신들의 표정을 보면 그곳의 분위기와 서비스를 파악할 수 있다. 직원들의 강요나 부탁으로 어르신들이, 그것도 치매어르신들이 표정을 만들거나 바꿀 수는 없기 때문이다.

또한 직원을 잘 봐야 한다. 직원의 말솜씨, 표정, 태도, 복장은 물론이고 어르신들과 교류가 많은지를 살펴야 한다. 자기 맡은 일만 할 뿐 어르신들과 교류가 별로 없다면 어르신 돌봄 역시 기계적이고 습관적으로 이루어질 가능성이 있다. 그리고 입소상담 직원이 아무리 친절해도 환자를 직접 수발하는 사람은 요양보호사와 같은 실무자들이다. 상담이나 예약방문 때는 친절하고 상냥하지만, 실제 어르신들과 지내는 일상생활에서는 그렇지 않을 수도 있다. 평일에 가족이 불쑥 방문했다가 문제를 발견하고 항의하는 일도 있다. 결국 시설이나 기계, 시스템이 돌보는 것이 아니라 사람이 사람을 돌보는 것이다. 얼굴이 예쁘거나 미운 게 문제가 아니라 그들이 지금 근무하는 시설의 업무와 처우에 만족할 때 좋은 서비스가 나온다. 그런 분위기를 예민하게 감지하는 것도 자녀나 가족의 몫이다

다섯, 시설환경과 서비스 꼼꼼하게 살피기

연로하고 몸이 불편한 어르신들이 아주 가끔의 외출을 제외하고는 하루 종일 머무는 곳이니, 요양시설을 살펴볼 때는 내부 환경과 시설을 보지 않을 수 없다. 개인방과 그에 따른 옷장이나 사물함, 햇볕이 잘 드는지, 난방시설, 환기가 잘 되어 냄새가 나지 않는지, 식사 및 목욕 공간, 약 관리, 협력병원, 넓은 마당은 없다 해

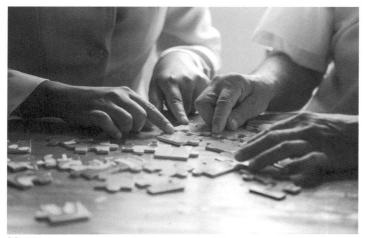

© Shutterstock.com

이제 요양시설을 선택해야 할 차례. 후보 시설을 고른 후
가족들이 일일이 발품을 팔아 모두 직접 가서 보고 이야기 듣고
비교해보면 가장 좋지만, 다들 바쁘니 실천하기는 몹시 어려운 일이다.
우선 인터넷이나 홈페이지 등을 활용해 정보를 모으고
그중에 몇 곳을 추려 견학하면 좋다.
주위에 경험자가 있다면 추천을 받거나 평을 들어본다.
이런저런 이유로 요양시설 입소를 숨기다 보면
좋은 요양원을 추천 받을 기회까지 놓칠 수 있다.
부모님을 모실만한 요양시설을 찾고 있다고 하면
알음알음 유용하고 구체적인 정보를 얻을 수도 있다.

도 옥상이나 테라스 등 산책 가능한 공간이 있는지, 배회하는 어르신들을 위해 어떤 공간 배치를 하고 있는지, 물리치료실이 따로 있는지, 여가프로그램이나 공동활동을 할 수 있는 강당 혹은 프로그램실이 있는지 확인해본다. 어르신들의 일상생활과 삶의 질에 영향을 미치는 중요한 항목들이다.

그러나 요즘의 시설은 대체로 편의시설, 안전관리, 응급 시 대비책, 문제행동을 하는 어르신들에 대한 대처 등에서 흠 잡을 데 없이 잘 되어 있다. 그래서 어쩌면 시설만큼이나 혹은 그 이상으로 중요한 것이 그 안에서 이루어지는 서비스라고 할 수 있다. 입소 전 방문해서 직원들이 다른 어르신들을 수발하는 것을 꼼꼼히 관찰해야 하는데, 예를 들어 기저귀를 갈 때 욕창은 없는지, 수치심을 느끼지 않도록 활짝 벌려놓고 기저귀를 채우지 않고 최대한 가려주려 애를 쓰는지, 혹시라도 직원들의 눈이 미치지 못하는 곳에 위험한 물건이 놓여 있지는 않은지, 만에 하나 예기치 못한 사고가 일어났을 때의 대책 등을 눈여겨보고 상세히 질문하는 것이 필요하다. 다시 한 번 정리하면, 어르신은 안전하고 위생적인 환경에서 요양생활을 하면서 여가 프로그램에 참여하고 적절한 영양을 공급 받으며 필요한 의료와 재활 서비스를 제공받아야 한다.

여섯, 부모님의 마음 헤아려드리기

자식들에게 폐 끼치고 싶지 않은 것은 모든 부모님의 마음이다. 그러나 요양시설 입소는 어쩌면 앞으로 영영 나 살던 집으로, 자식들 곁으로 돌아오지 못할 확률이 거의 백 퍼센트인 이사와 같은 것이어서 서운한 마음 또한 지극히 당연하다. 이런 부모님의 마음을 헤아려드리는 일이 먼저고, 입소 후에도 적응기간이 필요하므로 성급하게 행동해서는 안 된다. 솔직히 치매환자 간호와 수발은 전문가들이 훨씬 잘 할 수 있는 부분이 분명히 있다. 하지만 환자의 마음과 기분, 느낌, 생각을 잘 헤아리고 돌봐드리는 것은 자식들이 좀 더 잘할 수 있고, 그분들도 그것을 간절히 바라시기에 입소한다고 모든 상황이 정리되고 종료되는 것은 아니다.

그러나 부모님 마음을 헤아린다고 해서 시설 내 전문가들의 조언이나 의견, 규칙까지 무시하면 곤란하다. 요양시설에 오신 지 3주째가 되었는데도 여전히 적응을 못하신 채 사람들이 맨날 때리고 밥을 안 준다고 하소연하니, 아들이 얼굴을 붉히며 항의를 하고는 자기 손으로 직접 간식을 잡수시게 하겠다며 고집을 부렸다. 영양사가 다 계산을 해서 음식을 준비해드리고 있고, 과자나 과일을 어머니 혼자만 드시면 같은 방 다른 어르신들은 어떻게 하냐고 해도 막무가내.

새롭고 낯선 환경에 적응하기 위해 홍역을 앓고 있는 어머니 못지않게 불안한 아들은 간식으로라도 자기 마음을 표현하고 싶었겠지만, 차라리 전문가들의 도움을 받아 어머니와 만나는 시간에 최대한 부드럽게 대하면서 정성껏 보듬어드리는 게 안정감을 찾는 데 도움이 된다. 자주 부모님 뵈러 오는 일이야 분명 좋은 일이고 부모님도 행복하시겠지만 다른 분들의 마음도 살필 줄 안다면 더 좋겠다. 내 부모님이 소중하면 다른 부모님도 소중하다.

일곱, 마지막은 어디에서…

누구에게나 죽음으로 들어가야 하는 인생의 마지막 시간, 임종기가 온다. 임종 중 나타날 수 있는 고통스러운 증상을 조절하며 편안한 임종이 되도록 돕는 것을 임종돌봄(Comfort care)이라고 한다. 또한 임종돌봄을 포함해 사망 전 생애말기 1~2년간의 환자와 가족의 돌봄을 생애말기돌봄(End of Life care)이라고 한다. 노인요양시설에서 임종기 케어를 해주는지 안 해주는지, 제공 받을 것인지 아닌지 매우 중요하다.

> 요양시설 1 우리가 환자를 잘 보호하다가 마지막 숨을 거두게 되면 그 순간까지도 전적으로 책임지고 돌봐줄 것이다. 다만 본인과 가족이 병원에서 임종하기를 원한다면 그때는 병원으로 가셔도 된다.
> 요양시설 2 의사가 상주하지 않으니 병이 나면 당연히 병원으로 모신다. 그러니 마지막 순간이 오면 당연히

병원으로 옮겨드릴 것이다. 시설에서 임종하는 일은 없다.

가족 1 요양시설에서 모든 걸 마무리하고 싶다. 위독하셔도 가족한테 절대 연락하지 말고 병원으로 이송할 것도 없다. 완전히 돌아가신 게 확인되면 그때 알려달라.

가족 2 요양시설에 계셨는데 곡기가 끊어졌다며 1인실인 임종실로 옮기겠다는 연락이 왔다. 덕분에 가족들이 곁에서 머물며 마지막을 지키고 이별할 수 있었다. 홀로 외롭게 가시지 않게 해주어 고맙다.

죽음의 순간을 병으로 보느냐 자연스러운 과정으로 보느냐, 하는 논의는 뒤로하고라도 병원에 가면 현대 의학기술로 회생하는 경우가 많아 다시 요양시설로 돌아오게 된다. 또한 임종은 요양원에서 한다 해도, 조문객 방문 등 여러 사정을 감안해 장례는 병원 장례식장에서 치르는 일이 많다.

오래전 양로원이나 요양원에는 별도의 영안실이 있어 그곳에서 돌아가신 분을 모시고 장례를 치렀고, 찾아오는 가족이 없으면 직원들이 돌아가며 상주 노릇을 했다. 죽으면 이곳에서 삼일장까지 치러주는구나, 알게 된 입소 어르신들은 직원들 일손이 부족하면 앞장서서 빈소를 지키며 먼저 떠난 친구를 추모했다.

어디서 마지막을 맞이하고 떠날 것인가. 치매로 표현이 어렵다 해도, 본인의 평소 생각과 뜻과 바람을 헤아려서 본인이 원했을 방식으로 죽음을 맞이하도록 돕고 배려해야 한다. 그리고 가족들도 한 존재의 죽음이 '그냥 해치워버리는 그 무엇'이 되지 않도록 각별히 마음을 써야 한다. 물론 평소 건강할 때 마지막을 맞이할 장소와 원하는 방식, 장례 절차 등에 대해 의사표현을 하고 문서로 남겨놓는 것이 가장 바람직하다.

✐✐✐

유 경   요양원을 오래도록 운영하셨는데, 다른 곳과 달리 특별히 신경 쓰는 부분 하나만 꼽는다면 어떤 게 있을까요. 운영자의 이야기를 듣다보면 가족들의 시각도 좀 넓어질 것 같습니다.

이성희   '공실(空室) 관리'라고 하는데, 즉 이 노인이 이 노인과 맞겠는가, 빈자리를 관리하는 일입니다. 무조건 순서대로 방을 배치하다 보면 잘 안 맞는 사람들이 한 방에 있게 될 수 있어요. 그러면 이 방 싫어, 저 방 갈래, 하면서 불화가 일어나고 문제행동이 심해지기도 하거든요. 방을 옮길 때 환자가 굉장히 스트레스를 많이 받기 때문에 최대한 한 번에 딱 맞아떨어지게 관리를 해야지요. 어떤 분의 옆자리가 비어 있다면, 물론 대기 순서대로 입소하긴 하지만 최대한 기존의 환자와 잘 맞는 분으로 배치하면 싸우지도 않고 좋잖아요. 무조건 배치부터 하고 문제가 생기면 바꾸고 또 바꾸고, 짐짝 나르듯이 하면 안 되지요. 그냥 채워 넣기에만 급급해하지 말고 조금만 더 신경을 써서 어르신들의 상태나 성격 특성을 고려하면 안정감이 생기고 모두의 만족이 높아집니다.

유 경   요양시설에서 근무하는 직원들 이야기도 좀 해볼까요. 거동이 불편하고 인지장애가 있는 어르신들을 모셔야 하니 보통 사람들은 상상하기 힘들 만큼 여러 가지 어려움이 많지요.

이성희   우선은 이동이나 목욕 등 어르신들을 자주 움직여주어야 하는데, 들어올리고 내리는 리프트(lift)를 사용하면 아무래도 힘이 덜 들고 허리 부상의 위험이 줄어들어요. 그런데 그런 설비가 충분하지 않고, 막무가내로 '영차!' 하면서 힘으로만 하니 다치는 일이 많아요. 설비 보강과 함께 지속적인 교육, 이런 교육은 사실 요양시설 직원뿐만이 아니라 집에서 환자를 모시는 가족들에게도 꼭 필요합니다.

   거기다가 직원들이 자기의 감정을 있는 그대로 드러내지 못하는 '감정노동'을 하다보니 스트레스가 심할 수밖에 없어요. 옛날에는 어르신들이나 가족들한테 고맙다는 말이라도 들었는데, 노인장기요양보험이 시행되면서 '우리 돈으로 당신들 월급 받는 거 아니냐' 하면서 요구가 정말 많아졌어요. 그리고 마치 요양등급 신청을 하지 않으면 손해라는 식으로 생각해서, 무조건 신청하고 보는 일도 많아요. 꼭 필요한 사람이 꼭 필요할 때 신청해서 적절한 도움을 받으면 되는데 말이죠.

사실 운영하는 입장에서도 어려운 게 돈 계산부터 해야 하거든요. 요양등급에 따른 수가 문제도 그렇고, 빈방이 있으면 누가 채워주지 않으니 그냥 손해가 나는 거죠. 그래도 예전과 달라진 가장 커다란 변화는 환자와 가족에게 선택의 자유가 생기고 선택의 폭이 넓어졌다는 겁니다. 선택의 자유가 너무 많아서 요양시설 고르기가 더 어려워진 부분도 분명 있지만, 선택이 가능하다는 것은 분명 좋은 방향으로 변화되었다는 증거입니다.

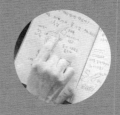

9

왜
지금
치매인가?

: 치매는 상식이다

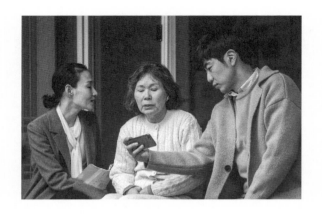

영화 속 어머니는 결국 요양원으로 들어가시고, 어머니 떠난 빈자리가 어찌나 큰지 식구들 모두 어깨가 축 늘어져 있다. 손주들은 할머니 음식만 찾고, 어머니 도움이 없으니 며느리 살림도 엉망진창이다. 이 와중에 규현은 '춘천'에서 걸려온 전화 한 통을 받는다. 어머니가 '내 보물'이 있다고 하던 춘천. 데려다 달라고 해서 모시고 갔더니 왜 갔는지 까맣게 잊고 물가에 하염없이 앉아있던 어머니. 규현은 어머니 없이 혼자서 춘천으로 간다. 춘천에서 규현이를 기다리고 있었던 '어머니의 보물'은 무엇이었을까.

요양원을 찾은 규현. 춘천에 다녀왔다고 하니 어머니는 보물의 안부를 묻더니 평생 가슴에 품고 살아온 이야기, 해마다 춘천에 가야 했던 사연을 들려준다. 아들 앞에서 처음으로 하는 말이다. 아들도 그동안 어머니께 묻고 싶었고 꼭 하고 싶었던 말을 쏟아낸다. 아무 대답도 하지 못하는 어머니를 보며 화를 참지 못하고 뒤돌아서는 규현, 어머니의 목소리가 그 뒤를 따른다.

"미안하다, 규현아."

"…"

"널 미워한 게 아니야. 날 미워한 거지."

"엄마…"

어머니와 아들이 처음으로 마음을 드러내는가 싶었는데, 어머니는 곧바로 규현을 멀뚱멀뚱 쳐다보며 말한다.

"근데 아저씨는 누구세요?"

어머니 집 매매계약을 하는 중에 장독대 밑에서 어머니의 요리공책이 발견된다. 빛바랜 종이, 삐뚤빼뚤한 글씨, 어설픈 그림과 그 아래 적어놓은 설명을 읽어나가며 규현의 웃음은 눈물로 바뀐다. 이후 몇 가지 일을 겪으며 규현은 결심한다. 어머니를 1년만 모시고 살면서 엄마 반찬

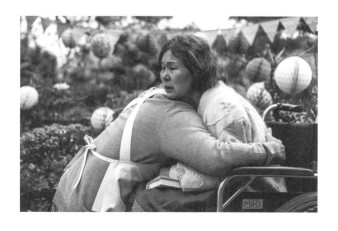

가게를 직접 한번 해보겠노라고. 아내의 반대가 있었으나 어머니를 요양원에서 모시고 나와 반찬가게 문을 다시 연다. 그리고는 어머니의 혹독한(!) 요리수업이 시작된다.

그러나 어머니의 치매증상이 완전히 없어진 것은 아니어서 근처의 그룹홈을 이용하게 되는데, 지금의 우리 현실로 보면 데이케어센터(혹은 노인주간보호센터)에 다니면서 친구들도 만나고 전문가들의 도움을 받아 치매환자에게 적합한 건강관리, 기능회복, 취미여가 활동 등을 하며 시간을 보낸다.

시간이 흘러 무표정한 얼굴로 휠체어에 앉아 있는 어머니를 보면 치매가 조금 더 진행된 것은 분명하지만, 그래도 가족과 데이케어센터에서 적절한 보호를 받으며 안정된 생활을 하고 있으니 이 이상 좋을 수는 없다.

어머니의 요리공책이 규현의 손을 거쳐 책『엄마의 공책』으로 만들어지고, 데이케어센터 마당에서 출판기념회가 열린다. 규현이 어머니 손에 책을 쥐어주며 '여기, 엄마의 보물'이 있다고 하니 어머니가 책을 받아들어 앞뒤를 살피고는 아들을 불러 한참을 쳐다본다. 그러고는 안아줄 듯이 두 손을 들어 올리며 말한다.

"내 보물은 이게 아냐… 바로 너란다."

이제 더 이상 치매를 쉬쉬하며 숨겨야 할 몹쓸 병으로 여길 필요도 없고 그렇게 여겨서도 안 된다. 모두가 겁을 내고 또 피해가고 싶은 질병이지만 그래도 알며 겪는 편이 환자 자신도 가족도 낫지 않을까. 사회 전체적으로도 늘어나는 환자 수에 맞춰 예산만 쏟아붓는다고 해결될 일이 아니다. 그렇다고 요양시설을 늘려 모든 치매환자를 그곳에서 살게 할 것인가. 있을 수 없는 일이며 말도 안 되는 일이다.

결국 치매환자와 함께 살아야 한다. 지역사회와 가정에서 어울려 살며 꼭 필요한 경우에만 시설에 입소하되 시설 역시 격리된 단독 공간이 아닌, 모두에게 열린 삶의 자리가 되어야 한다. 그러기 위해서는 모두가 치매전문가가 될 필요는 없지만 치매에 대해서, 치매환자에 대해서, 치매가족에 대해서 기본적인 것은 알아야 함께 살아갈 수 있다.

하나, 왜 지금 치매인가?

2017년 9월 18일 정부는 '치매국가책임제'를 발표했다. 다른 중증질환도 많은데 왜 치매만 이렇게 국가가 책임진다고 나서고 여기저기서 자꾸 입에 올리는지 궁금해하는 경우가 많다. 간단히 말하면 치매는 우선 노인인구 증가와 맞물려 환자가 무섭도록 늘어나고 있고, 현대 의학기술로는 완치방법이 없는데다가, 그 어떤 질병보다 돌봄이 중요해 가족들의 고통이 크다. 또한 예방주사나 위생교육, 혹은 환자격리 같은 방법으로 발병률을 줄일 수 있는 것도 아니기 때문이다.

치매국가책임제에는 '치매 부담 없는 행복한 나라'를 만들겠다는 선언이 담겨 있다. 인구 고령화에 따른 치매인구의 증가와 치매가족의 고통 심화, 치매로 인한 사회적 비용 급증 등 문제가 심각하다고 보고 그동안의 미흡했던 지원체계와 불충분한 정책을 보충 혹은 강화하고 거기에 새로운 정책을 추가로 시행하겠다는 것이다.

전체적으로 살펴보면 '치매안심센터'에서 치매어르신과 가족들에게 1:1 맞춤형 사례관리 서비스를 지원하고, 경증치매어르신도 장기요양보호서비스를 받을 수 있으며, 의료지원 강화와 함께 의료비 및 요양비의 부담을 줄이고, 나아가 치매예방 및 치매 친화적 환경을 조성하겠다는 내용이 담겨 있다.

치매노인의 삶의 질을 높이고 가족의 부담을 줄여서 국민 모두의 건강하고 행복한 삶을 보장해준다면 무엇을 더 바라겠는가. 사회환경과 사람들의 삶은 쉬지 않고 변하는데, 그에 맞춰 모두가 실감할 수 있도록 정책과 제도가 잘 실현되고 당사자들의 의견을 수시로 반영하면서 부족한 점은 계속 개선해 나가야 할 것이다.

둘, 초로기 치매에 관심을!

65세 이상 노년기에 발생한 치매를 '노인성 치매'라고 한다면, 그보다 이른 나이에 나타나는 치매를 '초로기(初老期) 치매'라고 한다. 초로기는 노년에 접어드는 초기, 즉 늙는 과정이 시작되는 45세에서 60세 사이를 가리킨다. 초로기 치매는 백퍼센트 가깝게 알츠하이머병이 그 원인이고, 증상이 갑자기 나타나서 아주 빠르게 진행되는 특징이 있다.

예전에 치매에 걸린 아내를 둔 남편들의 모임인 '아내를 사랑하는 모임(아사모)'이 있었는데, 거기에는 초로기 치매환자가 유난히 많았다. 노년부부 사이에서도 돌봄과 간호가 물론 가능하지만 아무래도 연령이 올라갈수록 주돌봄자가 자녀가 되는 경우가 많기 때문에 아내를 돌보는 남편들의 모임에는 초로기 치매환자가 많을 수밖에 없었다.

젊어 한창인 나이에 치매라니. 치매를 노화와 함께 시작되는 병이라 생각하지 말고 젊은 나이에도 올 수 있는 질병이라 생각해서 관심을 갖고 조기 발견, 조기 진단으로 최대한 오래도록 일상의 삶을 유지하고 병의 진행을 늦추도록 해야 한다.

셋, 경도인지장애에 대해 알아두자

경도인지장애(Mild Cognitive Impairment, MCI)는 같은 연령의 다른 사람들에 비해 인지기능이 떨어져 있는 상태를 말하는데, 특히 기억력이 많이 떨어진다. 일상생활에 별다른 지장을 주지 않아 지나치기 쉽다. 그러나 경도인지장애 환자의 10~15%가 치매, 특히 알츠하이머병으로 이어지고, 경도인지장애 진단을 받은 환자의 약 80% 정도가 6년 안에 치매가 된다는 연구보고도 있다. 따라서 경도인지장애 환자는 치매 고위험군에 속하며 '치매예비군'이라고도 불린다.

건망증과 치매, 경도인지장애는 공통적으로 기억력 장애를 보이지만 차이가 있다. 건망증은 기억력 저하가 급속도로 심해지지는 않고, 치매는 기억력 저하와 함께 성격이 변하거나 문제행동이 나타난다. 정상적인 노화와 치매의 중간단계인 경도인지장애는 단순한 건망증과 달리 같은 나이대의 다른 사람들보다 기억력이 현저히 떨어지고, 또한 자신의 학습수준에 비해서도 심할 정도의 기억장애를 보인다.

경도인지장애 상태는 알츠하이머병을 아주 일찍 발견할 수 있는 시기이며 진단에 따라 적절한 치료가 가능하다. 따라서 조기 발견과 조기 진단이 역시 중요하다. 일상생활이나 사회활동에 무리가 없다 해도 자극에 대해 둔감하거나 감정의 변화가 없고 기억력 장애로 불편함을 느낀다면 인지기능검사를 받도록 한다.

넷, 지역사회에서 함께 살아가기

다시 요양시설 이야기로 돌아가 보자. 공원 옆 평지에 자리 잡은 곳, 사람의 왕래가 많은 큰길가 빌딩의 몇 개 층을 사용하고 있는 곳, 도시 외곽 지역의 넓고 한갓진 곳, 대중교통으로는 갈 수 없을 만큼 뚝 떨어진 골짜기에 위치해 있는 곳…. 거기다 층수며 건물 규모 또한 각기 다 다르다. 요양시설에 조금만 관심을 가지고 주위를 둘러보면 알 수 있는데, 물론 땅값을 고려하지 않을 수 없고 바깥활동을 거의 하지 못하는 어르신들이 모여 있으니 위치나 외부 환경은 그리 중요하지 않다고 주장할 수도 있다. 어르신들이나 가족 모두 만족의 기준이 다르므로 어느 하나가 정답이라고 내놓을 수는 없다.

그러나 요양시설이 지역사회와 소통하는 것은 다른 문제이다. 땅값과 건축비 등 초기비용 문제로 외곽에 짓고 나서 조용하고 공기 좋은 곳이라고 소개하는 것도 좋다. 바깥에 나갈 일 없는 어르신들이니 내부를 안전하고 아름답게 꾸며놓으면 된다고 주장하는 것도 좋다. 다만 지금의 어르신들만을 위한 것이 아니고 아랫세대 역시 가야 할 곳이라면 요양시설이 이제는 문을 활짝 열고 지역사회와 소통해야 한다. 지역주민을 위한 카페나 지역 문화행사에 공간을 대여하는 곳들이 심심찮게 눈에 띄지만, 좀 더 적극적으로 교류에 나서야 한다.

자기 부모님이 그 요양원에 입소했기 때문이 아니라, 주말에 가족이 동네 요양원 앞마당에 놀러와 아이들은 마당에서 뛰놀고 어른들은 카페를 이용하며 동네일을 이야기한다. 아이들이 자라 청소년이 되면 자연스레 요양원에 자원봉사를 하러 드나든다. 중장년의 주민들도 자원봉사며 지역행사를 위해 자주 요양원을 출입한다. 그러면서 모든 세대는 이곳이 이다음 부모님과 내가 나이 먹어서 올 집이라는 생각을 자연스레 하게 된다. 그러니 좀 더 나은 곳, 괜찮은 곳으로 만들어야겠다는 마음이 저절로 생겨나 더 관심을 갖게 되고 적극적으로 서로 의견을 내놓는다….

아직은 너무 이른 꿈이고 이렇게 되려면 요양시설이 처음 터를 잡고 짓는 단계에서부터 지역주민과 함께해야겠지만, 비록 그런 단계는 거치지 못했다 해도 요양시설이 문을 활짝 열고 지역사회와 공존하려 애쓴다면 그곳에 사는 분들과 가족들은 안심할 수 있을 것이다. 잘하는 일도, 잘 해내지 못한 일도 숨기지 않고 개방하면서 지역사회 안에서 함께 성장하려는 의지가 있는 곳이

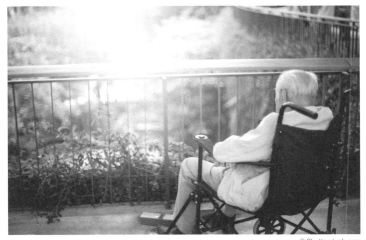

© Shutterstock.com

치매어르신을 모시고 편안하게 앉아서 차도 마시고,
조금 이상한 행동을 하거나 이상한 소리를 내도
개의치 않는 곳을 만들면 어떨까.
요즘 프랜차이즈 카페가 아닌 자그마한
카페들이 동네 구석구석 늘어나고 있는데,
알츠하이머 카페가 있어서 환자도
가족도 편하게 들러 쉴 수 있었으면 좋겠다.
이윤이 크게 남지 않아 개인이 운영하기 어렵다면
공적 자금을 지원하는 것도 한 방법일 것이다.

라면 저절로 믿음이 생겨날 것이다. 우선은 자원봉사활동이나 지역사회주민 연계활동과 초청행사로라도 그 물꼬를 트는 것이 필요하다.

다섯, 알츠하이머 카페를 꿈꾸며

치매환자 돌보기에 지친 가족들을 위한 특별휴가제도며 쉼터 계획들이 연이어 나오고 있는데 바람직한 일이다. 그렇다면 환자를 위한 알츠하이머 카페는 어떨까. 치매환자와 함께 찻집에 가는 일은 쉽지 않다. 언젠가 치매어르신과 함께 이전에 많이 다녔다는 찻집에 간 적이 있는데, 자주 드나들었던 기억은 사라지고 낯설어서 그런지 잠시도 가만있지 않고 안절부절못하며, 컵을 들었다 놨다, 여유롭게 차 한 잔 마시기는커녕 같이 간 모두가 불안해서 앉아 있을 수가 없었다.

　2017년 가을, 치매마을로 이름난 네덜란드의 '호그벡 요양원'을 방문했을 때의 일이다. 요양원 바깥 쪽 길가에 '호그벡 레스토랑'이라고 쓴 입간판이 서 있기도 했지만, 1층의 레스토랑 겸 카페는 최고급 시설을 갖추고 있는, 치매어르신들과 가족은 물론 누구나 들어와 밥을 먹고 차와 와인을 마실 수 있는 곳이었다. 방문객 신분이었던 나도 늦은 점심을 먹었는데, 옆에는 그곳에 거주하는 할머니와 아들이 과자와 차를 마시며 느긋하게 이야기를 나누고 있었고 맞은편에는 친구들로 보이는 어르신 네 명이 나처럼 늦은 점심식사를 하고 있었다. 물론 어르신 일행 중에는 치매어르신도 계셨다. 주문을 받고 서빙을 하는 직원들 모두 치매교육을 받았다는 사실은 익히 알고 있었지만, 이토록 깨끗하고 고급스러운 곳에서 누구의 눈치도 보지 않고 마음 편하게 먹고 마시고 시간을 보내는 치매어르신들을 보며 부러움을 넘어 눈시울이 뜨거워졌다.

　마땅히 산책할 곳이 없는 4층 건물의 요양원. 그래도 방을 벗어나 옥상에라도 올라오면 멀리 푸른 산이 보여 가슴이 트인다던 91세 나의 어머니. 봄가을은 그래도 옥상 위에 설치된 벤치에 앉아 있을 수 있지만, 한여름이면 뙤약볕이 내리쬐어 도저히 앉아 있을 수 없으니 여름이 아예 없었으면 좋겠다던 어머니. 비록 치매환자는 아니지만 안전상의 이유로 보호자 없이는 그곳마저 바람 쐬러 올라갈 수 없기에 손꼽아 자식들 기다리시는 어머니…

　치매어르신을 모시고 편안하게 앉아서 차도 마시고, 조금 이상한 행동을 하거나 이상한 소리를 내도 개의치 않는 곳을 만들면 어떨까. 요즘 프랜차이즈 카페가 아닌 자그마한 카페들이 동네 구석구석 늘어나고 있는데, 알츠하이머 카페가 있어서 환자도 가족도 편하게 들러 쉴 수 있었으면 좋겠다. 이윤이 크게 남지 않아 개인이 운영하기 어렵다면 공적 자금을 지원하는 것도 한 방법일 것이다.

여섯, 경험을 나눠주세요!

이전부터 치매는 존재해왔고, 치매가족도 분명 많았을 것이다. 물론 현재도 많다. 그렇기 때문에 힘들고 어려운 시간을 지나온 분들의 경험이 절실하게 필요하다. 의료나 간호, 돌봄 영역의 전문지식이 물론 중요하고 기본이지만, 치매가족들이 매일매일 겪으며 쌓아온 살아 있는 경험은 돈을 주고도 살 수 없으며 어느 책에서도 읽을 수 없다.

치매 수발에 진이 다 빠져서 치매라는 말만 들어도 지긋지긋하다. 모진 시집살이에 치매 수발까지, 억울하다 못해 병이 날 지경이니 치매 이야기는 꺼내지도 말아라. 다른 사람에게 굳이 밝히지 않고 세상 떠나는 날까지 정성껏 돌봐드렸으니 후회는 없고, 부모님이 치매였다는 것을 다른 사람에게 절대 말하고 싶지 않다….

우리의 사회환경이 특별해서일까. 이런 이유들로 다른 나라들에 비해 치매가족모임이 잘 이루어지지 않는 편이다. 어떤 기관이나 시설에 치매환자가 속해 있을 경우 보호자들이 참석하는 치매가족간담회는 그런대로 유지되지만, 기관이나 시설과 무관한 치매가족모임은 잘 이어지지 않는다. 치매가족의 참석도 쉽지는 않지만 이미 겪은 분들의 참석은 더더욱 드물다. 자기 경험을 나누고 나누지 않고는 전적으로 개인의 선택이지만 그 귀한 경험이 묻혀버리고, 또 다른 사람들이 시행착오를 거듭하는 것이 안

타깝고 아깝다.

다시는 돌아보기 싫을 만큼 지치고 힘들고 아팠던 시간들. 연민과 원망이 공존했던 시간들. 인간 존재에 대한 회의와 한계를 절감하며 고개를 떨구었던 시간들. 그러나 온전히 지워버릴 수는 없는 시간들이다. 그 시간 속에서 얻은 것들을 지금 그 힘든 길을 걷고 있는 치매환자와 치매가족들에게 나눠줌으로써 치유 받을 수는 없을까. 미처 몰라서 겪어야 했던 혼란과 잘못을 반복하지 않도록 손 내밀어 도울 수는 없는 것일까. 경험이 잘 쓰인다면 이미 떠나신 분의 치매와 가족들의 아픔도 어떤 의미에서는 보람과 의미로 남게 되지 않을까. 이미 치매를 경험하신 분들께 다시 한 번 부탁한다. 제발 경험을 나눠주세요!

일곱, 당신들의 인생을 함께 기억해드리겠습니다

치매는 결국 생의 마지막에 이르러 한 사람과 그 사람의 인생 전체를 무(無)로 만들고, 끝내 가족관계까지 해체해버리고 마는 천형(天刑)의 질병일까. 혹시 우리는 두려움 때문에 너무 극단적이고 처참한 부분만 보고 있는 건 아닐까. 치매에 걸려 그동안 살아오면서 감추어져 있던 본래의 모습이 드러나 전혀 알지 못했던 다른 면이 보이기도 하고, 아이가 되어버린 부모님을 돌보면서 부모님의 내리사랑을 깊게 체험하기도 한다. 형제자매가 돌봄의 짐을 나누어 맡으면서 서로에 대한 신뢰와 고마움을 새삼 확인하기도 한다.

　열심히 살아온 인생, 최선을 다해 살아낸 시간, 당신들이 더는 기억하지 못해 함께 기억해드리고 함께 나누는 게 치매 아닐까. 그러니 지레 겁내지 말자. 애써 외면하지 말자. 그냥 함께 걸어가 보자. 힘들면 좀 쉬고 서로 손잡아 일으켜주면서 말이다. 누군가 그의 생을 기억해줄 때 그는 비로소 이 땅에 머물다간 존재로 남 는다. 영화 속 〈엄마의 공책〉에는 어머니의 음식 만드는 비법만 담긴 게 아니라, 기억과 추억과 삶이 고스란히 들어 있다.

　우리는 지금도 우리들 각자의 공책에 인생을 써나가고 있다. 치매어르신들도 마찬가지다. 기억을 잃어버린 인생의 끝자락에 서 정성껏 오늘을 살고계신 어르신은 존재 자체로 사랑이며, 그 뒤를 따라 인생길을 걸어가는 우리 앞에 당신의 생을 기록한 낡 은 공책 한 권 남겨놓고 훌쩍 떠나신다. 누가 되었든 그 공책을 읽는 사람은 한 인생의 신비한 보물을 만나는 것이다.

유　경　치매 이야기를 계속 해왔는데, 좀 생뚱맞은 질문이지 만, 우리 인생에서 '치매'란 도대체 뭘까요?

이성희　자연스러운 노화현상이죠. 몸은 한없이 늙어가는데 정 신만 말똥말똥해도 괴롭지 않겠어요? 몸이든 정신이든 같이 늙어서 그렇게 사라져가야 할 것 같아요. 물론 문제행동이 있으면 조금씩 고쳐서 남한테 폐를 끼치지 않을 정도로 살다가 가야지요. 치매는 노년이 되면 오는 것이고, 평균수명이 늘어났기 때문에 오는 거죠. 수명이 짧으면 치매 걱정을 할 필요가 없어요. 그러니 자연현상으로 받아들이는 게 맞다고 봅니다.

유 경 많은 치매어르신을 모셨고, 지금도 요양원에서 어르신들과 함께 생활을 하고 계십니다. 또한 치매가족들 곁에서 오랜 시간을 함께해 오셨는데 어떤 노년을 꿈꾸고 계신지요?

이성희 돌아가신 아버지께서 혼자 있는 저를 보시며 기다리다 못해 '양로원에서 짝을 구해라' 하신 적이 있어요. (웃음) 저는 다른 데 갈 곳이 없어요. 요양원에 제 방이 있으니 이사 갈 걱정도 없이 그냥 마지막까지 살 거예요.

제가 살아오면서 좋은 분들을 통해 치매에 관한 지식을 거저 받았으니 저도 요양원 직원들에게 거저 나눠주려 합니다. 아무리 지식과 경험이 많아도 전하지 못하면 제 잘못이니까, 끊임없이 교육을 통해 알려주려고 노력하고 있어요. 저도 그들의 따뜻한 손에서 마지막 돌봄을 받고 싶어요. 그리고 '한국치매가족협회'를 좀 더 활성화해서 치매에 대한 이해를 높이고 치매환자와 치매가족들에게 조금이라도 도움을 줄 수 있다면 더 바랄 것이 없겠습니다.

유 경 저는 착하고 깨끗한 얼굴로 나이 들어가고 싶습니다.(웃음) 앞으로 어머니를 비롯해 어르신들의 인생 공책에 담긴 빛나는 보물을 찾아내 가슴에 품고 노인복지의 길을 열심히 걸어가겠습니다. 인생의 선배로서 지켜봐주십시오!

치매와 관련해 도움을 받을 수 있는 곳이 많으나
여기서는 주요 기관만 추려서 소개한다.

···▸ 중앙치매지원센터(치매국가책임제)

치매에 관한 모든 정보가 모여 있는 곳. 특히 치매사전, 돌봄사전 등이 잘 정리되어 있어 치매와 치매환자 돌봄에 대한 궁금증을 어렵지 않게 풀 수 있다. 2017년 9월 18일 정부가 발표한 '치매국가책임제'에 대한 정보도 확인할 수 있다. 치매가 의심된다면 광역치매지원센터와 자치구치매안심센터를 이용해 치매 상담은 물론 검진, 예방관리 및 등록, 치료비 지원 등을 받을 수 있다. 중앙치매지원센터에서 24시간 365일 운영하는 치매상담콜센터 번호는 국번 없이 1899-9988.

···▸ 노인장기요양보험

65세 이상 노인(치매·뇌혈관성질환 등 노인성 질병이 있을 경우 65세 미만도 해당)이 혼자서 일상생활을 수행하기 어렵다고 인정될 때 신체활동·가사활동의 지원 또는 간병 등의 서비스를 제공하는 사회보험제도. 소득이나 재산과 상관없다. 장기요양인정신청 후 소정의 절차를 거쳐 장기요양등급판정을 받아 서비스를 이용할 수 있다. 이때 서비스와 서비스를 대신하는 현금 지급 모두를 급여라고 한다. 크게 나누면 가족과 함께 생활하면서 가정에서 방문요양, 방문목욕, 방문간호, 주·야간보호, 단기보호 등의 급여를 받는 '재가급여'와 노인의료복지시설 등에 장기간 입소해 서비스를 받는 '시설급여'가 있다. 장기요양등급은 1~5등급과 인지지원등급으로 구분하는데, 숫자가 작을수록 기능 상태가 나쁜 것이다. 문의 및 상담은 국번 없이 1577-1000.

···▸ 한국치매가족협회(치매배회팔찌, 배회안전팔찌)

1994년 9월 16일 국제알츠하이머협회(Alzheimer's Disease International, ADI)에 정식 가입한 한국의 대표 치매가족단체. 주요 활동은 전화상담, 치매가족모임, 세미나 개최, 배회노인 찾아주기 등. 특히 배회구조등록사업에 힘쓰고 있는데, 치매노인이 사전에 등록한 일련번호가 새겨진 '치매배회팔찌(배회 안전 팔찌)'만 착용하고 있어도 가족을 무사히 찾을 수 있기 때문이다. 팔찌에는 일련번호가 새겨져 있기 때문에 개인 신상정보가 유출될 염려는 없다. 연락처는 02-431-9963, 9993

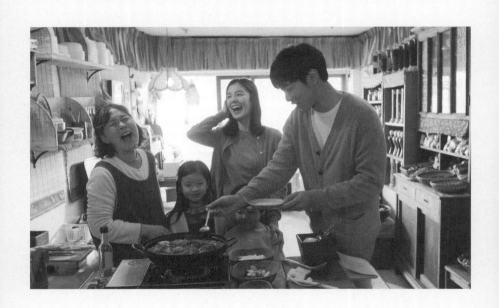

엄마의 공책

1판 1쇄 펴냄 2018년 4월 1일
1판 6쇄 펴냄 2021년 4월 20일

지은이 이성희 · 유 경

주간 김현숙 | **편집** 변효현, 김주희
디자인 이현정, 전미혜
영업 백국현, 정강석 | **관리** 오유나

펴낸곳 궁리출판 | **펴낸이** 이갑수

등록 1999년 3월 29일 제300-2004-162호
주소 10881 경기도 파주시 회동길 325-12
전화 031-955-9818 | **팩스** 031-955-9848
홈페이지 www.kungree.com
전자우편 kungree@kungree.com
페이스북 /kungreepress | **트위터** @kungreepress
인스타그램 /kungree_press

ⓒ 이성희 · 유 경, (주)영화사조아 2018.

ISBN 978-89-5820-517-3   03510

책값은 뒤표지에 있습니다.
파본은 구입하신 서점에서 바꾸어 드립니다.

이 제작물은 아모레퍼시픽의 아리따글꼴을 사용하여 디자인되었습니다.

영화 〈엄마의 공책〉 단체대관이나 공동체 상영, 영화로 풀어보는 치매 이야기 행사(강연)에
관해서는 영화사조아로 문의해주세요. 070-4739-3367 / zoafilms@gmail.com